王月香　译

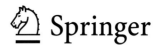

Ultrasonography of the Lower Extremity
Sport-Related Injuries

下肢超声检查
运动损伤

（意）费迪南多·德拉吉　著
（Ferdinando Draghi）

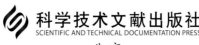

科学技术文献出版社
SCIENTIFIC AND TECHNICAL DOCUMENTATION PRESS
·北京·

图书在版编目（CIP）数据

下肢超声检查：运动损伤／（意）费迪南多·德拉吉（Ferdinando Draghi）著；
王月香译. —北京：科学技术文献出版社，2021.11
书名原文：Ultrasonography of the Lower Extremity：Sport-Related Injuries
ISBN 978-7-5189-8465-7

Ⅰ.①下…　Ⅱ.①费…　②王…　Ⅲ.①下肢—运动性疾病—损伤—超声波诊断
Ⅳ.①R658.304

中国版本图书馆CIP数据核字（2021）第204126号

著作权合同登记号　图字：01-2021-5432
中文简体字版权专有权归科学技术文献出版社所有
First published in English under the title
Ultrasonography of the Lower Extremity：Sport-Related Injuries
by Ferdinando Draghi
Copyright © Springer Nature Switzerland AG, 2019
This edition has been translated and published under licence from
Springer Nature Switzerland AG.

下肢超声检查：运动损伤

策划编辑：刘常旭　　责任编辑：吕海茹　陶文娟　　责任校对：文　浩　　责任出版：张志平

出　版　者	科学技术文献出版社	
地　　　址	北京市复兴路15号　邮编　100038	
编　务　部	(010) 58882938，58882087（传真）	
发　行　部	(010) 58882868，58882870（传真）	
邮　购　部	(010) 58882873	
官方网址	www.stdp.com.cn	
发　行　者	科学技术文献出版社发行　全国各地新华书店经销	
印　刷　者	北京地大彩印有限公司	
版　　　次	2021 年 11 月第 1 版　2021 年 11 月第 1 次印刷	
开　　　本	787×1092　1/16	
字　　　数	137千	
印　　　张	7.25	
书　　　号	ISBN 978-7-5189-8465-7	
定　　　价	68.00元	

译者简介

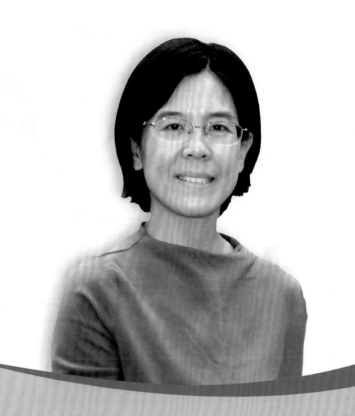

王月香

医学博士，解放军总医院第一
医学中心超声诊断科主任医师

专业特长

　　四肢肌骨超声检查和相关介入治疗。

学术任职

　　现任中国医师协会超声医师分会肌骨超声专业委员会副主任委员，中国老
年医学学会超声医学分会副会长。

学术成果

　　完成国家自然科学基金课题3项。以第一作者发表论文30余篇，其中
SCI收录20余篇。主编专著6部：《四肢肌骨超声入门图解（第1版）》《四
肢肌骨超声入门图解（第2版）》《肌骨超声诊断（第1版）》《肌骨超声诊
断（第2版）》《超声掌中宝·肌骨超声诊断》《肌骨超声介入治疗图解》；
主译专著4部：《髋关节超声检查：婴儿发育性髋脱位的诊断与治疗（第2版）》
《肌骨超声必读（第2版）》《肌骨超声必读（第3版）》《手部风湿病超声
检查》；参编《中国肌骨超声检查指南》、国家卫生健康委"十三五"规划教
材《肌骨超声诊断学》《超声医学专科能力建设专用初级教材·肌骨分册》等
多部教材。

前言

　　本书是对临床工作的科学性总结，因此我不敢保证书中内容的全面性。本书针对日常工作中最常出现的病变及其在国际医学文献中的重要性来进行重点阐述，内容简明扼要，文字内容与图片、表格紧密结合，并尽可能减少重复，力求使书中的每个观点都贴近读者。遵循这一点，我在本书的前几章里对下肢不同解剖部位均常见的病变进行了阐述。在接下来的章节里，则对某一特定解剖部位的肌腱、肌肉、骨骼等结构的特殊病变进行阐述。对书中的每个主题，我都进行了仔细的文献阅读，这些文献极大地丰富了我的知识，并提高了我的临床工作水平。在此，我要对本书中所提到的文献作者表示衷心的感谢，感谢他们让我分享了他们的知识。我希望这本书的读者也能有所收获。

　　享受阅读。

费迪南多·德拉吉

意大利·帕维亚

译者前言

非常荣幸能有这个机会将 Ferdinando Draghi 教授的这两本肌骨超声专著翻译出来并奉献给大家。Draghi 教授是意大利著名的肌骨超声专家，在肌骨病变的超声诊断上具有丰富的临床经验，并在国际杂志上发表了 100 余篇专业论文。旨在为从事肌骨超声检查的医师提供一本实用的教材，Draghi 教授总结自己多年的临床经验，并查阅大量相关医学文献，结合最新的研究结果，倾全力编著了这两本肌骨超声专著，笔者阅读后受益匪浅，因此，也希望能尽自己的微薄之力，将这两本书翻译出来，供大家一起学习和提高。

尽管肌骨超声在国内已经有了初步的发展，但肌骨超声在全国各地的普及还远远不够，且在各地的开展水平也存在显著差异。近年来，全民健身运动的兴起及其带来的相关运动损伤也对肌骨超声的普及提出了迫切的要求。而做好超声检查，不仅需要经验的积累，更需要好书的指导，Draghi 教授的这两本书就是不可多得的肌骨超声学习教材。在《上肢超声检查：肘关节》这本书中，Draghi 教授针对初学者介绍了肘关节不同部位的解剖结构示意图、声像图、相对应的 MRI 表现；病变的声像图、对应的 MRI 表现。在《下肢超声检查：运动损伤》这本书中，Draghi 教授对常见运动损伤的发病原因、临床表现、超声及其他影像学表现都做了详尽的阐述，还针对已有一定经验的医师深入阐述了一些特殊病变的超声表现及超声在评估治疗效果方面的应用价值。

正如 Draghi 教授所言，这两本书非常注重内容的实用性，相信大家阅读后一定会有很大的收获。

在翻译过程中，笔者力求对书中原文进行准确的诠释，但水平有限，翻译中难免存在缺陷和瑕疵，敬请大家批评指正，将不胜感激！

解放军总医院第一医学中心超声诊断科

王月香

目录

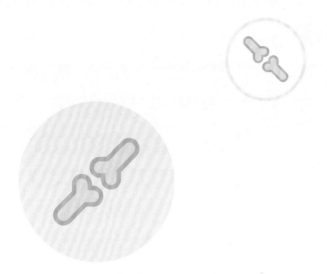

第一章　简介

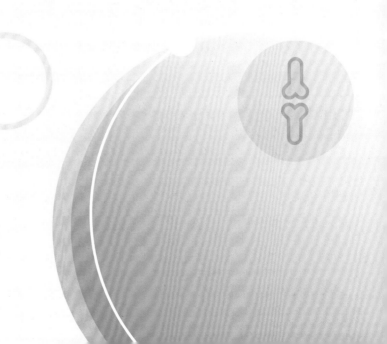

内容提要

足球	篮球
自行车运动	排球
芭蕾舞	橄榄球
滑雪	棒球
网球	小儿运动员

近年来，随着运动项目的普及与训练强度的增加，运动相关损伤在业余运动员和职业运动员中的发生率明显提高[1]。有些运动，由于其生物力学特征，可导致一些特殊的损伤，但大多数损伤在很多运动中都较为常见[2,3]，这些损伤常累及关节、肌腱[4]、肌肉[5]和下肢的骨质（表 1.1 ~ 表 1.3）。这些运动相关损伤可以为急性或慢性：急性损伤见于创伤性事件，而慢性损伤可为局部反复的微小创伤或为急性损伤的后遗症。病史与临床检查对于诊断的建立非常重要。然而，影像学检查对于明确临床所提出的初步诊断、评估组织损伤程度及选择治疗方式较为重要。超声检查有很多优势，如价格便宜、无创、可进行动态检查，可准确评估关节周围的软组织（如肌肉与肌腱），因此，可以作为很多运动相关损伤的检查手段。

表 1.1　盆腔周围肌肉与肌腱的运动相关损伤

肌肉与肌腱	运动
股四头肌病变	英式足球
内收肌病变	英式足球、网球
髂腰肌肌腱病	踢腿相关的运动（英式足球、曲棍球、自行车运动、芭蕾等）
股二头肌肌腱病	自行车运动
臀肌病变	篮球
腘绳肌病变	英式足球、网球

表 1.2　膝关节周围肌肉与肌腱的运动相关损伤

肌肉与肌腱	运动
髌腱肌腱病	自行车运动、篮球、网球
鹅足腱肌腱炎	自行车运动
"跳跃膝"	网球、篮球、滑雪
"网球腿"	滑雪、篮球、网球

表 1.3　踝关节周围肌肉与肌腱运动相关损伤

腓骨肌腱不稳	足球、篮球、橄榄球、芭蕾
跟腱完全断裂	涉及突然加速与跳跃的运动

英式足球为世界上非常流行的运动，由于该运动为接触性运动，所以运动所致的损伤也非常常见，轻者可为轻度肌肉拉伤，重者可为危及运动生涯的韧带损伤。超声检查最常见的病变部位为肌腱[6]、肌–腱移行处与肌肉。英式足球所致的肌肉损伤最常见于下肢，其中最常见的是腘绳肌与股四头肌[7, 8]。内收肌群及其肌腱的损伤亦较为常见，可导致腹股沟区疼痛[9, 10]。超声检查在评估踝关节外侧韧带复合体的损伤方面具有非常重要的价值。

自行车运动所致的损伤在运动相关损伤中比例最高，且可累及不同的部位，其中膝关节最为常见（病变包括髌骨–股骨综合征、髌腱肌腱病、股四头肌肌腱病、髂胫束综合征、鹅足腱肌腱炎、股二头肌肌腱病和滑囊炎）[11]。跟腱的肌腱病在骑行运动员中也较为常见，但不如膝关节的肌腱病常见。超声可用于这些病变的筛查与治疗。

肌肉骨骼系统的损伤在芭蕾舞演员中非常常见，病变最常累及髋部、足部或踝关节。多数病例建议进行动态超声检查，包括评估腓骨肌腱的半脱位[12]和弹响髋。对于其他损伤，如跖骨应力骨折——芭蕾舞演员最常见的足中部病变，超声检查的价值有限，需要通过 MRI 检查来做出最后诊断。

54% ~ 57% 的高山滑雪相关损伤为下肢损伤，其中内侧副韧带损伤与前交叉韧带损伤最为常见。MRI 在诊断这些损伤上具有很高的敏感度与特异度。相反，超声检查的价值在于评估慢性病变，特别是肌腱病变，如"跳跃膝"。

网球运动员肌骨损伤的发病率比较高。其中，急性损伤多见于下肢，慢性损伤则多见于上肢。超声检查可用来明确临床怀疑的病变，如近段内收肌–股薄肌综合征、腘绳肌病变、髂腰肌与臀肌的非对称性肥大、膝关节伸膝装置病变、"网球腿"、跟腱劳损和创伤性病变。

篮球的特点为急停、急起、快跑和跳跃。因此，下肢损伤在该运动导致的损伤中占主要地位，特别是膝部、足部和踝部损伤。超声检查对于评估篮球运动员的劳损性损伤和踝关节扭伤非常有价值[13]。

排球是一种非接触性运动，其损伤常发生于拦网等动作。损伤常累及下肢，尤其是踝关节与膝关节。超声在评估膝关节周围的肌腱及踝关节周围的肌腱与韧带损伤方面具有重要的价值。

橄榄球运动员特别容易发生胸部及其内部重要脏器的损伤，如心脏、肺、气管、肝脏、阴囊及骨质附近的大血管。此外，肌肉、肌腱的拉伤与撕裂，踝/后跟的损伤，以及腹股沟区/臀部的损伤也非常多见[14]。超声可同时检查肌肉、肌腱、关节、实质脏器与阴囊病，而CT与MRI为次选的检查手段。

棒球运动相关损伤在所有运动损伤中比例最低，其中上肢损伤较下肢损伤更为多见。棒球运动发生下肢损伤[15]的范围小到肌肉拉伤，大到骨折。损伤的特征与其他运动所致的损伤相同。

儿童运动员发生的损伤具有特殊性，但几乎50%的损伤为劳损性损伤[16]。一般来说，当训练强度超出人体生理性代偿能力时，就可以发生劳损性损伤。"跳跃膝"、胫骨结节骨软骨炎（又称Osgood-Schlatter病）、髌骨缺血性坏死（又称Sinding-Larsen-Johansson病）为儿童运动员最常见的下肢病变。根据病史与临床检查即可做出诊断。

超声检查可用于明确临床的最初诊断，并评估损伤的程度。

尽管运动可以导致很多不同的损伤，但我们不能因为这些损伤而不去运动。因为另一种生活方式——久坐，是工业化国家的第二大死亡原因（第一大死亡原因为吸烟）。

对患者的指导意义

尽管运动可以导致很多不同的损伤，但我们不能因为这些损伤而不去运动。因为另一种生活方式——久坐，是工业化国家的第二大死亡原因（第一大死亡原因为吸烟）。

参考文献

[1] O'DELL M C, JARAMILLO D, BANCROFT L, et al. Imaging of sports-related injuries of the lower extremity in pediatric patients. Radiographics. 2016, 36（6）: 1807–1827.

[2] KUMARAVEL M, BAWA P, MURAI N. Magnetic resonance imaging of muscle injury in elite American football players: predictors for return to play and performance. Eur J Radiol. 2018, 108: 155–164.

[3] SUKERKAR P A, FAST A M, RILEY G. Extreme sports injuries to the pelvis and lower extremity. Radiol Clin N Am. 2018, 56（6）: 1013–1033.

[4] KEMLER E, BLOKLAND D, BACKX F, et al. Differences in injury risk and characteristics of injuries between novice and experienced runners over a 4-year period. Phys Sportsmed. 2018, 46（4）: 485–491.

[5] GREEN B, PIZZARI T. Calf muscle strain injuries in sport: a systematic review of risk factors for injury. Br J Sports Med. 2017, 51（16）: 1189–1194.

[6] BODE G, HAMMER T, KARVOUNIARIS N, et al. Patellar tendinopathy in young elite soccer-clinical and sonographical analysis of a German elite soccer academy. BMC Musculoskelet Disord. 2017, 18（1）: 344.

[7] LUNGU E, MICHAUD J, BUREAU N J. US assessment of sports-related hip injuries. Radiographics. 2018, 38（3）: 867–889.

[8] HEGAZI T M, BELAIR J A, MCCARTHY E J, et al. Sports injuries about the hip: what the radiologist should know. Radiographics. 2016, 36（6）: 1717–1745.

[9] SERNER A, ROEMER F W, HÖLMICH P, et al. Reliability of MRI assessment of acute musculo-tendinous groin injuries in athletes. Eur Radiol. 2017, 27: 1486–1495.

[10] SERNER A, WEIR A, TOL J L, et al. Characteristics of acute groin injuries in the adductor muscles: a detailed MRI study in athletes. Scand J Med Sci Sports. 2018, 28: 667–676.

[11] HAEBERLE H S, NAVARRO S M, POWER E J, et al. Prevalence and epidemiology of injuries among elite cyclists in the Tour de France. Orthop J Sports Med. 2018, 6（9）: e2325967118793392. https://doi.org/10.1177/2325967118793392.

[12] DRAGHI F, BORTOLOTTO C, DRAGHI A G, et al. Intrasheath instability of the peroneal tendons: dynamic ultrasound imaging. J Ultrasound Med. 2018, 37（12）: 2753–2758.

[13] FUKUSHIMA Y. Association between years of experience and ankle joint disorder in male student basketball players based on ultrasonography. Ultrasound Int Open. 2017, 3（2）: E69–75. https://doi.org/10.1055/s-0043–105069.

[14] CRUZ-FERREIRA A, CRUZ-FERREIRA E, SANTIAGO L, et al. Epidemiology of injuries in senior male rugby union sevens: a systematic review. Phys Sportsmed. 2017, 45（1）: 41–48.

[15] COLEMAN S H, MAYER S W, TYSON J J, et al. The epidemiology of hip and groin injuries in professional baseball players. Am J Orthop（Belle Mead NJ）. 2016, 45（3）: 168–175.

[16] WU M, FALLON R, HEYWORTH B E. Overuse injuries in the pediatric population. Sports Med Arthrosc Rev. 2016, 24（4）: 150–158.

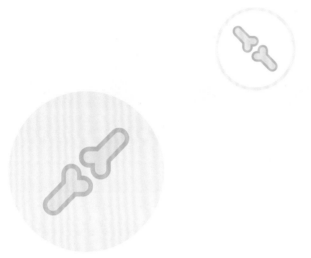

第二章　肌腱损伤

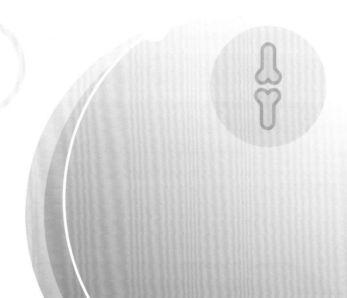

内容提要

劳损综合征	撕脱损伤
肌腱撕裂	钙化性肌腱病
肌腱炎性病变	肌腱术后

运动员的疼痛有很多原因，其中最为常见的是肌腱损伤，包括劳损综合征（图 2.1，图 2.2）、部分或完全撕裂（图 2.3，图 2.4）、肌腱止点处的撕脱、炎性病变（图 2.5 ~ 图 2.7）、肌腱不稳[1]，以及钙化性肌腱病（图 2.8，图 2.9）。

肌腱劳损综合征是由微小损伤导致个别胶原纤维断裂，继而肌腱发生修复反应和退变，但血管损伤与老龄为常见的重要影响因素。在慢性病变中，肌腱的微断裂与修复最终导致肌腱病的发生，并增加肌腱断裂的风险[2]。

组织学检查显示肌腱内为非炎性、退行性、血管 – 成纤维细胞改变，以及局灶性黏液变性和玻璃样变性、纤维化与钙化[2]。不论是在急性期还是慢性期，肌腱病变内均未见炎性细胞的证据[2]。最常见的症状为局部疼痛和功能减退。所有的劳损综合征患者超声表现是相同的：受累肌腱常表现为增厚（图 2.1a，图 2.2a），内部正常的纤维状结构消失或保存，局部回声减低（黏液变性）和（或）可见高回声区（纤维化或钙化）。有时可见肌腱附着处骨的不规则改变。血流信号（图 2.1d，图 2.2b）的出现与新生血管生成、毛细血管增生和疼痛症状有关。超声弹性成像检查结果可能会进一步提高超声检查与组织学检查的相关性[2]。

肌腱撕裂多见于已患肌腱病的运动员，包括肌腱完全撕裂、部分撕裂，以及撕脱骨折。在超声图像上，肌腱完全撕裂表现为肌腱纤维的连续性完全中断（图 2.4）。动态超声检查可见肌腱近侧断端与远侧断端之间的间距增宽。肌腱的部分撕裂为部分肌腱纤维的连续性中断（图 2.3）。急性或亚急性肌腱撕裂时局部可见出血。在慢性肌腱损伤部位一般无血肿出现。当运动员肌腱完全撕裂与撕脱骨折时，常因肌腱断裂与功能缺失而需要手术治疗。某些肌腱病变的本质为炎性改变，其发病原因与肌腱劳损综合征的发病原因相同，尽管肌腱的炎性病变与肌腱的退行性病变相比较为少见[3]。肌腱的炎性病变在有腱围的肌腱中主要导致腱围炎，在有腱鞘的肌腱中可导致腱鞘炎，超声表现与受累肌腱的类型有关，常表现为位于肌腱表面的异常低回声组织（图 2.5 ~ 图 2.7）。

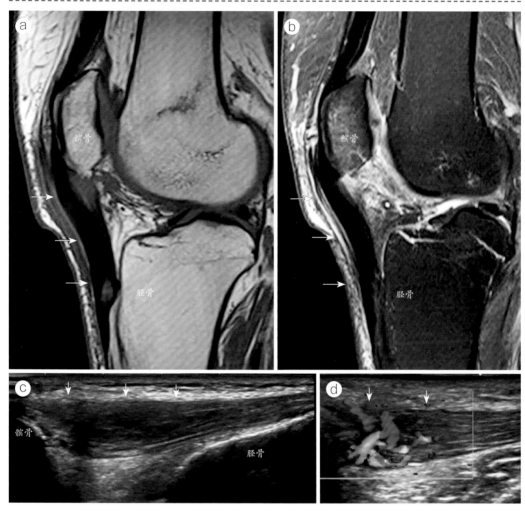

矢状位 MR T_1WI（图 a）与 PD 脂肪抑制图像（图 b）显示髌腱的肌腱病（箭头），可见信号强度增加，肌腱前后径增大，Hoffa 脂肪垫水肿；c.B 型超声显示肌腱（箭头）回声缺失、减低；d. 彩色多普勒超声显示肌腱内血流增多（箭头）

图 2.1　髌腱病

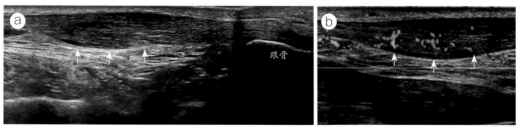

a.B 型超声矢状面全景显示肌腱于远端止点处的头侧 2～5 cm 处回声减低（箭头）；b. 能量多普勒超声显示血流信号增多（箭头）

图 2.2　跟腱病

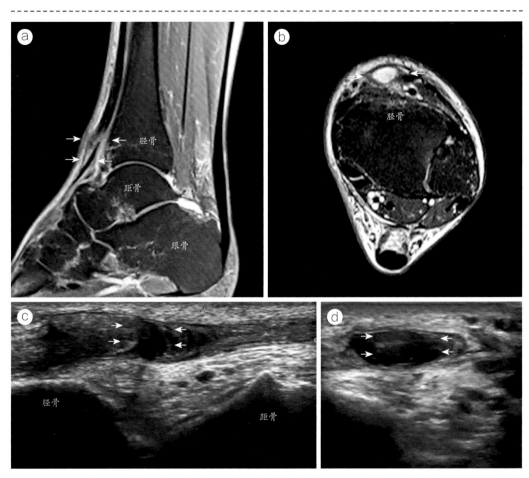

MR 矢状面（图 a）与横切面（图 b）PD 脂肪抑制成像显示肌腱腱体内纵行的信号增高区（箭头）；矢状面（图 c）与横切面（图 d）声像图显示部分肌腱纤维连续性中断，呈无回声（箭头）

图 2.3 胫骨前肌腱部分撕裂

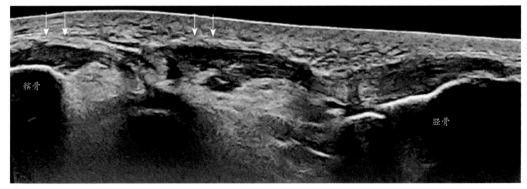

超声全景显示髌腱完全断裂，其近侧断端与远侧断端回缩（箭头），周围可见低回声积液

图 2.4 髌腱完全断裂

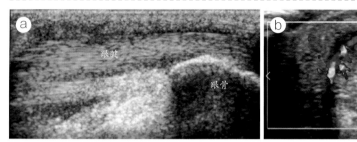
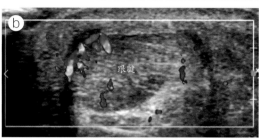

a.B 型超声显示肌腱浅侧组织回声减低；b. 彩色多普勒超声显示血流信号增多

图 2.5　跟腱腱围炎

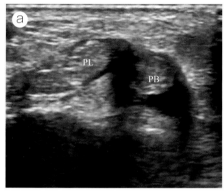
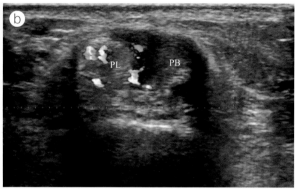

a.B 型超声短轴切面显示腓骨肌腱周围腱鞘扩张，呈无回声至低回声；b. 彩色多普勒超声显示血流信号增多。PL：腓骨长肌肌腱；PB：腓骨短肌肌腱。运动员的腓骨肌腱腱鞘炎常由腓骨肌腱在狭窄的腓骨下骨纤维管道内反复慢性磨损所致

图 2.6　腓骨肌腱腱鞘炎

撕脱骨折在从事运动项目的人群中较为常见，尤其是青少年。其急性损伤多由肌腱的离心收缩所致，X 线检查可能会显示撕脱的骨折片，但超声与 MRI 检查更适合评估局部有无血肿和肌腹有无回缩[4, 5]。运动员也可发生肌腱自其原有位置的脱位或半脱位，常由慢性损伤所致。肌腱不稳的原因可能为将肌腱固定在骨沟内的支持带或维持肌腱在骨某个固定部位的支持带发生损伤。评估肌腱不稳时，必须行应力试验下的动态超声检查[6]。

钙化性肌腱病为一独特的病变，其与肌腱退行性改变中的钙化形成明显不同，准确地说，该病是由于钙盐主要为羟磷灰石晶体在肌腱内沉积。钙化性肌腱病可发生于人体的任何肌腱（在下肢常累及髋部的肌腱）中，在多数情况下可无症状，但有时可引起剧烈疼痛。钙化性肌腱病的发病机制可能与肌腱内组织缺氧继而发生纤维软骨化生和钙盐沉积有关，常见于完整的肌腱。钙化性肌腱病的进展可包括一系列时期，每一时期都具有独特的影像学、病理学表现和临床特征。Uhthoff 将该病分为 4 个时期：钙化前期，肌腱纤维内部发生纤维软骨化生，患者常无症状（1 期）；形成期和休眠期，患者一般无症状（2 期）；吸收期，肌腱内血管增多，钙盐被吞噬细胞移除，钙盐亦

可能被移至邻近结构内（3 期）；钙化后期，肌腱纤维发生自我愈合和修复（4 期）。最后一期常持续数月，可能与患者疼痛和功能受限有关。通过超声检查很容易诊断钙化性肌腱病（图 2.8，图 2.9）。超声引导下的一些治疗方法（皮质类固醇注射或经皮穿刺抽吸）可能为最有效的治疗手段，尤其是在钙化性肌腱病的吸收期。

手术后的肌腱形态常不同于健康的、未做过手术的肌腱[7, 8]（图 2.10）。修复后的肌腱比未手术的肌腱较大、较宽，且内部回声不均匀，纤维状结构消失（图 2.10a）。肌腱内可见手术材料回声。动态超声检查显示肌腱的生理性滑动减弱。相反，若显示为大量的积液或较广泛的钙化则为病理表现。手术后短期内彩色多普勒超声显示无明显血流信号。正常情况下，术后 3 个月内，肌腱内血管生成会增加，继而到达血管生成稳定阶段（图 2.10b），最后在术后 6 个月内会恢复原状。术后 6 个月后，若仍可见持续的高血流状态则为病理状态[8]。超声可有效地评估肌腱的完整性，还可以评估肌腱修补术后的并发症。超声检查时，要了解术后正常肌腱与病变肌腱的声像图特征。

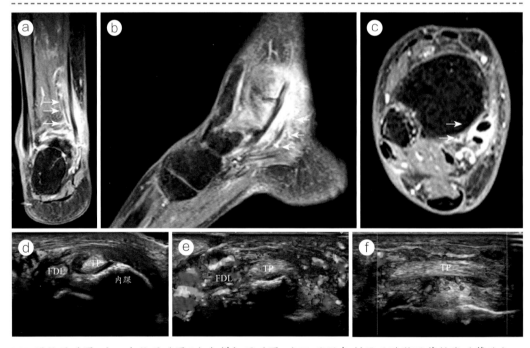

MR 冠状面（图 a）、矢状面（图 b）与横切面（图 c）T₁ 脂肪抑制显示腱鞘显著扩张（箭头），其内积液呈不均质混杂回声，滑膜可见增厚；d.B 型超声显示滑膜不规则增厚，其周围组织由于炎性改变而呈低回声；e、f.彩色多普勒超声显示炎性滑膜与肌腱内血流信号增多。FDL：趾长屈肌腱；TP：胫骨后肌腱。运动员的化脓性腱鞘炎常由皮肤感染病灶扩展至腱鞘所致

图 2.7　胫骨后肌腱与趾长屈肌腱化脓性腱鞘炎

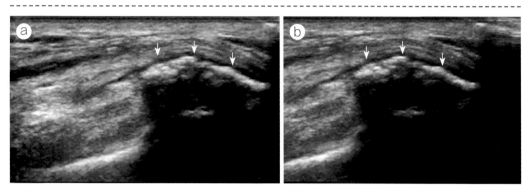

矢状面（图 a）及横切面（图 b）声像图显示肌腱内较大的强回声钙化灶（箭头），其后方可见明显的声影（休眠期）

图 2.8　股四头肌肌腱钙化性肌腱病

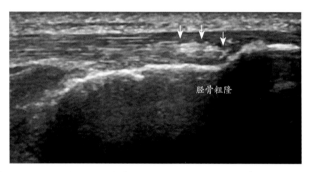

超声显示肌腱内钙化灶（箭头），其后方无明显声影（吸收期）

图 2.9　髌腱钙化性肌腱病

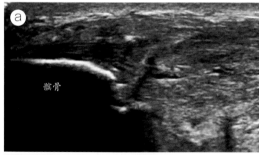

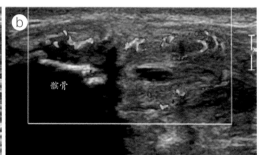

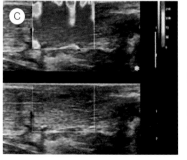

肌腱修补术后 4 个月。a.B 型超声显示肌腱增大、增宽，其内纤维状结构消失，内部回声不均；b. 彩色多普勒超声显示其内血流信号增多；c. 超声弹性检查显示肌腱硬度增加（红色提示肌腱较硬，蓝色提示肌腱较软）

图 2.10　髌腱修补术后正常表现

对患者的指导意义

对于肌腱劳损综合征，组织学检查显示为非炎性、退行性、血管 – 成纤维细胞增生改变，伴有局灶性黏液样变性与玻璃样变性、纤维化与钙化。不论是急性期还是慢性期，均未见炎性细胞。

要点

· 肌腱损伤包括劳损综合征、部分撕裂或完全撕裂、撕脱骨折、炎性病变、肌腱不稳和钙化性肌腱病。

· 运动员患有肌腱病时，肌腱损伤的部位可以不在肌 – 腱移行处。

· 儿童的间接损伤常导致骨撕脱骨折，而不是肌腱或肌肉病变。

参考文献

[1] DRAGHI F，BORTOLOTTO C，DRAGHI A G，et al. Intrasheath instability of the peroneal tendons：dynamic ultrasound imaging. J Ultrasound Med. 2018. https://doi. org/10.1002/jum.14633. [Epub ahead of print] Review.

[2] KLAUSER A S，PAMMINGER M J，HALPERN E J，et al. Sonoelastography of the common flexor tendon of the elbow with histologic agreement：a cadaveric study. Radiology. 2017，283（2）：486–491.

[3] MCAULIFFE S，MCCREESH K，CULLOTY F，et al. Can ultrasound imaging predict the development of Achilles and patellar tendinopathy? A systematic review and meta-analysis. Br J Sports Med. 2016，50（24）：1516–1523.

[4] SERNER A，WEIR A，TOL J L，et al. Characteristics of acute groin injuries in the adductor muscles：a detailed MRI study in athletes. Scand J Med Sci Sports. 2018，28（2）：667–676.

[5] SERNER A，ROEMER F W，HÖLMICH P，et al. Reliability of MRI assessment of acute musculotendinous groin injuries in athletes. Eur Radiol. 2017，27（4）：1486–1495.

[6] PESQUER L，GUILLO S，POUSSANGE N，et al. Dynamic ultrasound of peroneal tendon instability. Br J Radiol. 2016，89：201.

[7] GITTO S，DRAGHI A G，BORTOLOTTO C，et al. Sonography of the Achilles tendon after complete rupture repair：what the radiologist should know. J Ultrasound Med. 2016，35：2529–2536.

[8] DRAGHI F. Ultrasonography of the upper extremity：elbow. Cham，Switzerland：Springer International Publishing，2018. https://doi. org/10.1007/978-3-319-77341-4.

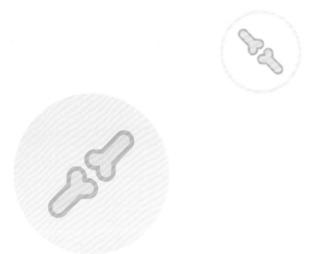

第三章　创伤后肌肉损伤

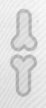

内容提要

外源性损伤	创伤性骨化性肌炎
肌肉拉伤	创伤后纤维化
肌肉损伤并发症或复发	肌疝
骨筋膜室综合征	

创伤后肌肉损伤为最常见的运动相关损伤之一。这些损伤按照发病机制可以分为外源性损伤（图3.1）如挫伤或穿通伤，以及内源性损伤（图3.2，图3.3），其中内源性损伤的原因为肌肉收缩时同时发生肌肉的拉伸从而导致肌纤维在肌－腱连接处发生断裂。

外源性损伤可发生在所有的肌肉，而内源性损伤累及的肌肉主要为含Ⅱ型肌纤维（又称快缩肌纤维）、跨过2个关节且产生离心收缩的肌肉。内源性损伤常发生于既往已有内源性损伤病史的肌肉。

对于外源性损伤，临床上根据肌肉功能损伤程度可分为轻度损伤、中度损伤与重度损伤。超声检查可用于评估病变的部位和程度，以及周围结构有无受压改变。

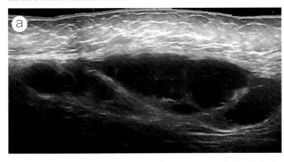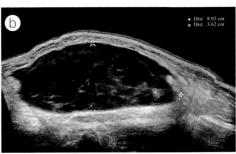

a. 股直肌挫伤；大腿直接撞击伤后，超声扩展成像长轴切面显示肌内一较大的血肿；b. 臀大肌挫伤；直接撞击伤后，超声扩展成像长轴切面显示臀肌内一较大的血肿。臀肌创伤后的较大血肿较为常见，有时需要在超声引导下穿刺抽吸以利于运动员尽快恢复而重返运动，尤其是对于高水平的运动员

图 3.1　股直肌挫伤及臀大肌挫伤

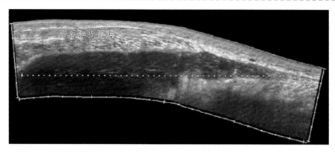

超声长轴切面扩展成像显示肌肉断裂回缩，在肌肉与筋膜之间形成一较大的血肿

图 3.2　腓肠肌内侧头撕裂（"网球腿"）

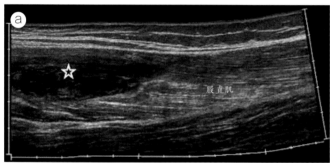

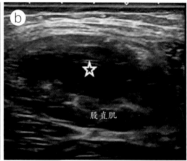

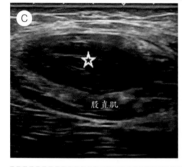

超声扩展成像（图 a）与横切面（图 b，图 c）显示中心腱周围可见低回声的血肿（星号）

图 3.3　股直肌近段肌 – 腱膜移行处撕裂

对于骨骼发育成熟、肌腱几乎无退变的运动员，肌肉拉伤非常常见（占所有运动相关损伤的 30%），且为阻碍运动员重返训练场的重要原因。而对于骨骼尚未发育成熟的运动员，骨突则为其最薄弱的环节。患有肌腱病的运动员会发生肌腱病变而不是肌 – 腱联合处的撕裂。

肌肉拉伤为肌 – 腱运动单元遭受强有力的、超过其正常承受范围的负荷而发生的损伤，且发生在强有力的离心收缩时，此时肌肉产生的张力要大于同心收缩所产生的张力。肌肉拉伤发生于肌 – 腱连接处，因该处可产生最大强度的拉力 [1]。股直肌、股二头肌和腓肠肌内侧头最常被累及，其次为半腱肌、内收肌、股内侧肌与比目鱼肌 [2]。

损伤初期可见出血；24 ~ 48 小时后，出现炎性反应，包括肌纤维坏死、毛细血管增生、成纤维细胞杂乱增生；1 ~ 2 周后，水肿与炎性反应消退。肌肉急性拉伤后，临床上可表现为肌肉疼痛、触痛、无力、肿胀，严重损伤者可出现肌肉的功能丧失。

临床上很难评估肌肉拉伤的程度，而 MRI 与超声检查均可准确评估下肢肌肉的拉伤。微小牵拉损伤（1 度损伤）时，小于 5% 的肌纤维断裂，超声可以表现为正常或小范围的高回声区域，MRI 检查可表现为小的水肿区域，1 度损伤时 MRI 检查较超声更容易显示。如损伤累及大于 5% 的肌肉则为 2 度损伤，其内病变的范围较广，但尚无标准的方法来评估损伤占整体肌肉的百分比。3 度损伤为肌肉的完全断裂，肌肉长轴的连续性中断。

肌肉损伤后会发生一系列改变，可能会导致并发症的发生或肌肉再次损伤。根据并发症发生的时间可分为早期并发症、中期并发症和晚期并发症（表 3.1）。早期的并发症包括误诊、深静脉血栓和骨筋膜室综合征。误诊有 2 种类型，一类与部位有关，另一类与病变本身有关。误诊会导致治疗不当及过早的恢复运动。深静脉血栓与肌肉损伤有关，因水肿或血肿可能会导致静脉受压，继而血栓形成。

表 3.1　肌肉损伤并发症

早期	中期	后期
误诊	骨化性肌炎	创伤后纤维化
深静脉血栓	横纹肌溶解	
骨筋膜室综合征	感染	肌疝

肌肉拉伤或挫伤会导致肌肉撕裂伴水肿或血肿，继而导致无弹性的骨筋膜室内组织压力升高。压力增高及由组织坏死所致的代谢损害可导致微循环受阻及进展性缺血，亦被称为骨筋膜室综合征。临床上可通过直接测量骨筋膜室内的压力来进行诊断，亦有人建议用 MRI 检查来进行诊断。

尽管肌肉损伤中期发生的并发症主要为骨化性肌炎、横纹肌溶解和感染，病情复发更为常见，一般是由误诊或治疗不当导致，特别是让患者重返运动的时机选择不当。病情复发为运动医学中的一个重要关注点。尽快重回运动场地与良好的康复是医师与运动员，尤其是精英运动员必须面临的挑战。超声在随访评估患者重返运动的时机方面具有较大的价值。

创伤性骨化性肌炎与肌肉的创伤有关，应注意与进行性骨化性肌炎（为遗传性疾病，骨骼外组织进展性钙化）和神经性异位骨化（见于瘫痪患者）相鉴别。创伤性骨化性肌炎的病因常为钝性伤，发病过程有 2 个阶段，第一个阶段为肌肉组织的退变和坏死，发生在损伤后的 1~2 周；第二个阶段为间充质细胞增生和骨形成，在损伤后 3~4 周发生。在超声检查中，早期骨化性肌炎表现为病灶周边呈强回声且边界不清，后期则表现为周边的强回声较为清晰，后方可见声影。然而，超声表现常为非特异性，容易与软组织肉瘤混淆。

创伤后纤维化（图 3.4）与肌疝（图 3.5）为主要的创伤后期并发症。

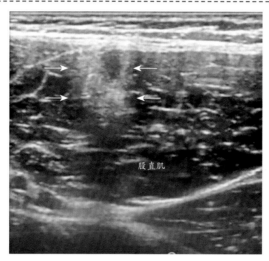

超声横切面显示为高回声、不均匀、星状的肌内病变（箭头）

图 3.4　股直肌创伤后纤维化

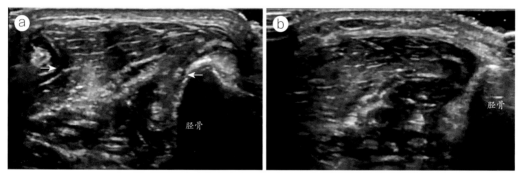

超声显示肌肉组织经一筋膜缺损区（箭头）向外突出（图 a），探头加压时可见疝出的肌肉复位（图 b）

图 3.5　胫骨前肌肌疝

肌肉创伤的愈合包括 2 个过程：肌纤维的再生与纤维瘢痕形成，在多数情况下，此 2 个过程相互关联，而肌肉损伤的最后结局则各有不同。多数肌肉损伤通过肌纤维再生而愈合，而较大的肌肉创伤或复发病变则是通过纤维瘢痕形成而修复。在超声检查中，纤维瘢痕表现为强回声或不均质线状（或星状）病变（图 3.4）。纤维瘢痕组织可能会削弱肌肉的功能，使肌肉容易再次发生撕裂。

肌疝为肌肉组织经筋膜缺损处向外突出所致[3, 4]，常与钝性伤或穿通伤或肌肉肥大有关，其中肌肉肥大常见于下肢。肌疝一般无症状，但有时在临床上可表现为一无痛软组织肿块，肌肉收缩时其体积可增大。超声检查可显示肌肉的膨出与筋膜的缺损。探头加压时进行动态超声检查可见疝出的肌肉向深方回纳（图 3.5）。

对患者的指导意义

肌肉损伤复发的原因通常为误诊或不恰当的治疗，尤其是评估患者返回运动的时机不当。

要点

创伤后肌肉损伤为最常见的运动相关损伤之一，这些损伤按照发病机制可以分为外源性损伤（挫伤或穿通伤）和内源性损伤（为肌肉收缩的同时发生肌肉的拉伸从而导致肌纤维在肌 – 腱连接处断裂）。

参考文献

[1] DRAGHI F，DRAGHI A G，GITTO S. Myotendinous strains of the vastus lateralis as a result of sport-related trauma. J Sports Med Phys Fitness. 2018，58（6）：947–949.

[2] PESQUER L，POUSSANGE N，SONNERY-COTTET B，et al. Imaging of rectus femoris proximal tendinopathies. Skelet Radiol. 2016，45（7）：889–897.

[3] NAFFAA L，MOUKADDAM H，Samim M，et al. Semimembranosus muscle herniation：a rare case with emphasis on muscle biomechanics. Skelet Radiol. 2017，46（3）：373–378.

[4] LAMPLOT J D，MATAVA M J. Thigh injuries in American Football. Am J Orthop （Belle Mead NJ）. 2016，45（6）：E308–318.

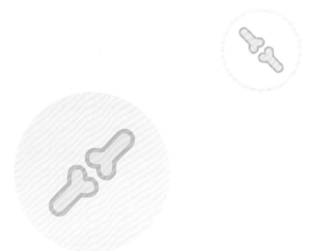

第四章 Morel-Lavallée 损伤

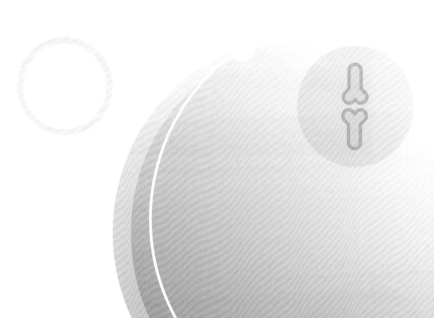

内容提要

| 临床检查 | 鉴别诊断 |
| 超声表现 | 治疗 |

Morel-Lavallée 损伤在 1853 年首次被提出，其为一创伤后的软组织脱袖样损伤使皮下软组织从其深方的筋膜分离，导致血液、淋巴液和其他分解产物在局部积聚、穿支血管断裂、局部腔隙形成（图 4.1，图 4.2）。

轻度钝性伤（包括跌伤），尤其是骑车事故和运动相关损伤，为最常见的发病原因。

Morel-Lavallée 损伤常与盆腔及髋臼骨折有关，但也可以发生在其他部位，包括臀部、腰部、侧腹部、脊柱、肩胛骨和膝部（图 4.2）。

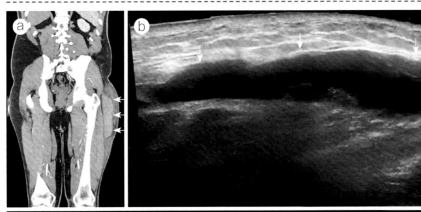

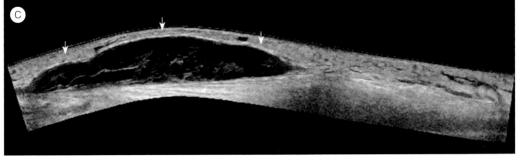

a.CT 冠状面显示髋部局限性积液将皮下组织与其深方的筋膜分离；b、c.超声扩展成像显示皮下组织与深筋膜之间可见一梭形、均匀的无回声积液（箭头）

图 4.1　Morel-Lavallée 损伤

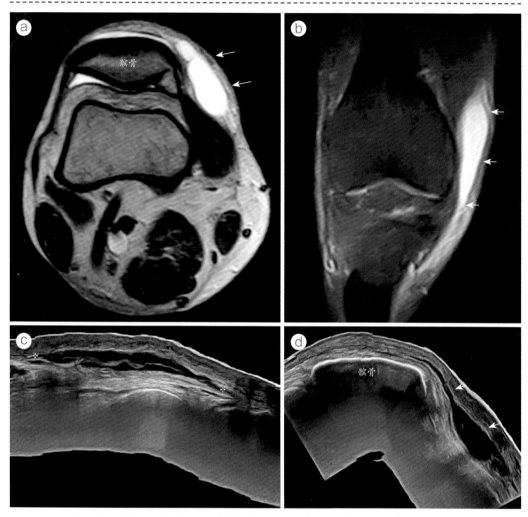

a、b.MR 横断面位（图 a）与矢状面（图 b）PD 脂肪抑制成像显示局部可见积液（箭头），边界平滑，位于膝部皮下与肌层（箭头）之间；c、d. 超声扩展成像显示梭形、均匀的无回声积液（箭头），其边界平滑，位于皮下与肌层（箭头）之间

图 4.2 Morel-Lavallée 损伤

Morel-Lavallée 损伤表现为损伤部位疼痛、肿胀和发硬。

临床查体显示软组织肿胀，触诊较软。

该病变的诊断主要依靠临床表现，但超声检查与 MRI 检查在鉴别诊断方面具有较高的应用价值。

急性期病变在超声上可表现为一不均质的分叶状病变，边界不规则。慢性期病变可为无回声，且边界清楚，将皮下组织与其深方的筋膜相分隔（图 4.1，图 4.2）。

该病变在 MRI 上的表现与病变的时期及局部血液、脂肪和淋巴液的量有关。

该病变需与很多其他病变相鉴别，如血肿、脓肿、关节腔积液、滑囊炎、脂肪坏死和肿瘤。

尽管 Morel-Lavallée 损伤的超声检查与 MRI 检查表现各异，但病变的解剖学特征是一致的：为位于皮下与肌层之间的液性病变。

在 Morel-Lavallée 损伤的治疗方面，采取非手术治疗或是手术治疗，目前尚无一致的意见，最佳的治疗方案尚未确定，但可根据病变的部位、时期和大小来确定治疗方法[1~3]。

对患者的指导意义

在 Morel-Lavallée 损伤的治疗方面，目前尚无一致的意见，且尚无最佳的治疗方案，但可根据病变的部位、时期和大小来确定相应的治疗方法。

要点

Morel-Lavallée 损伤为一创伤后的软组织脱袖样损伤，使皮下软组织从其深方的筋膜分离，导致血液、淋巴液和其他分解产物在局部积聚、穿支血管断裂、局部腔隙形成。

参考文献

[1] LUNGU E, MICHAUD J, BUREAU N J. US assessment of sports-related hip injuries. Radiographics. 2018, 38（3）：867-889.

[2] HEGAZI T M, BELAIR J A, MCCARTHY E J, et al. Sports injuries about the hip：what the radiologist should know. Radiographics. 2016, 36（6）：1717-1745.

[3] O'DELL M C, JARAMILLO D, BANCROFT L, et al. Imaging of sports-related injuries of the lower extremity in pediatric patients. Radiographics. 2016, 36（6）：1807-1827.

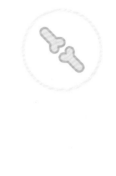

第五章　超声在运动医学中隐性骨折与应力骨折的应用

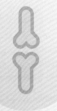

内容提要

隐性骨折

应力骨折

隐性骨折与应力骨折均为常见的运动损伤（表 5.1）[1]。

隐性骨折为常规 X 线检查不能显示的骨折（图 5.1，图 5.2），患者常主诉局部疼痛，查体时可见局部压痛与肿胀。X 线检查为最重要的骨折检查手段，但检查结果会受到很多因素的影响，尤其是技术不当。当怀疑急性骨折但 X 线检查未见异常时，可采用更先进的检查手段如 CT 和 MRI 检查，常可获得较好的结果，但此先进的检查手段会受到费用和可获得性的限制，且 CT 检查具有放射损伤。超声检查由于其本身的特性而在隐性骨折的研究中具有非常重要的应用价值。在超声图像上，骨折表现为骨皮质连续性中断，有时可伴有血肿形成。

表 5.1　隐性骨折与应力骨折

隐性骨折	常规 X 线检查不能显示的骨折
应力骨折（疲劳骨折）	反复异常的应力作用于正常骨质而发生的骨折
应力骨折（衰竭骨折）	正常应力作用于各种原因所致的异常骨质而发生的骨折

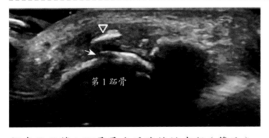

超声显示第 1 跖骨骨皮质连续性中断（箭头）；三角箭头：籽骨

图 5.1　第 1 跖骨的隐性骨折（X 线未能显示）

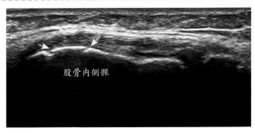

超声显示股骨内侧髁（箭头）骨皮质连续性中断

图 5.2　滑雪运动员扭伤后膝关节的隐性撕脱骨折（X 线未能显示）

应力骨折（图 5.3）根据发病机制可分为疲劳骨折和衰竭骨折。疲劳骨折是由于反复异常的应力作用于正常的骨质而发生的骨折，常见于业余运动员和高水平的专业运动员，在某些运动员中其发生率可高达 61%[2]。衰竭骨折是由于正常应力作用于由于各种原因所致的异常骨质而发生的骨折，如骨质疏松。应力骨折最常累及下肢，发生率较高的为胫骨、股骨颈、距骨和跟骨。患者主诉局部疼痛，活动后加重。查体可见局部压痛与肿胀。常规 X 线检查对于应力骨折显示并不敏感，因为其数周后才能显示骨皮质连续性中断或骨痂形成。CT 检查可显示应力骨折，但由于具有放射损伤，应用不如 MRI 广泛。很多研究者都报道了超声检查在显示应力骨折方面具有较高的敏感度，尤其是距骨骨折。应力骨折在超声上的特征性表现为：骨膜增厚（表现为覆盖在强回声骨皮质表面的低回声带）、骨膜增厚导致骨皮质后方声影发生改变、骨皮质连续性中断（此为少见征象，亦为后期表现）、局部充血所致的血流信号增多，以及周围软组织因水肿和炎性反应所致的回声增高。

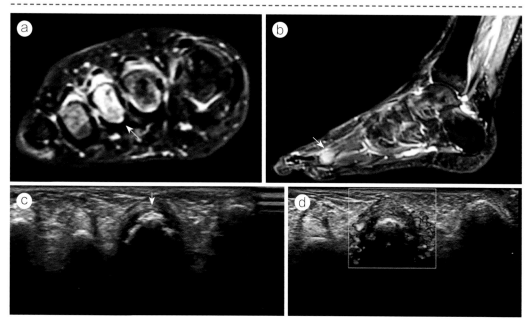

MR PD 脂肪抑制横断面（图 a）与矢状面（图 b）显示第 3 跖骨的骨水肿（箭头）；第 3 跖骨超声短轴切面（图 c）显示骨膜增厚，彩色多普勒超声（图 d）显示其周围软组织血流信号增多（箭头）

图 5.3 舞蹈演员第 3 跖骨的应力骨折

要点

· 隐性骨折与应力骨折均为常见的运动损伤。
· 很多研究者都报道了超声检查在显示应力骨折方面具有较高的敏感度。

参考文献

[1] BORTOLOTTO C，FEDERICI E，DRAGHI F，et al. Sonographic diagnosis of a radiographically occult displaced fracture of a costal cartilage. J Clin Ultrasound. 2017，45（9）：605–607.

[2] BIANCHI S，LUONG D H. Stress fractures of the calca-neus diagnosed by sonography：report of 8 cases. J Ultrasound Med. 2018，37（2）：521–529.

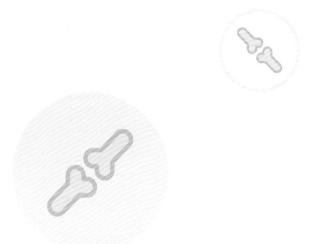

第六章　髋部滑膜病变

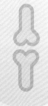

内容提要

关节腔积液	滑囊
· 关节前隐窝	· 髂腰肌滑囊
· 关节前上隐窝	· 转子周围滑囊
· 滑膜增厚	· 坐骨结节滑囊

髋关节病变包括炎症、创伤和其他病变，这些病变最常见的征象为关节腔积液。

超声检查时，可于股骨颈与前关节囊之间见髋关节腔积液[1]。检查前关节隐窝时，患者仰卧位，髋部呈中立位（膝关节伸直且髋关节轻度外旋）（图 6.1）。在此体位可获得较宽的声窗。在超声上，前关节囊表现为位于股骨颈前面与髂腰肌筋膜层之间的一层组织。它包括 2 层：前层和后层，关节腔无明显积液时，2 层之间可见界面回声，呈线状高回声，提示关节腔无积液（"线条征"）。

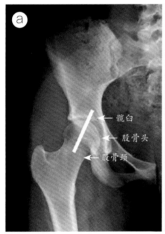 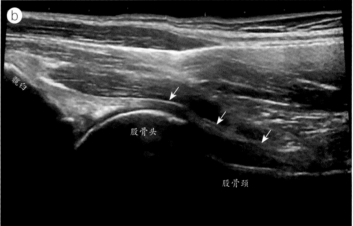

患者仰卧位，探头斜纵切放在股骨头和股骨颈。a.X 线示意图，白色线条为探头位置；b. 超声显示正常的髋关节前部，箭头：关节囊

图 6.1　髋关节股骨头与股骨颈水平

生理状况下，髋关节腔内可见少量滑液，如前关节囊 2 层的厚度 > 7 mm 或者其在双侧关节之间的差别 > 1 mm，可提示关节腔内存在积液。

若关节腔内为单纯性积液，则积液可表现为无回声或低回声（图 6.2）；若关节腔内出现出血、炎症碎屑或晶体，则关节腔内积液为混杂性，可表现为低回声至高回声。

关节囊在髋臼唇止点处与髋臼唇之间可见一小的低回声带，为正常的关节前上隐窝（图 6.3），但易引起误诊。

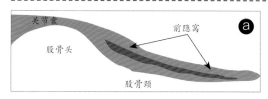

a.X 线示意图；b. 超声斜纵切图像。髋关节前隐窝扩张，内可见无回声积液（箭头）

图 6.2　关节腔积液

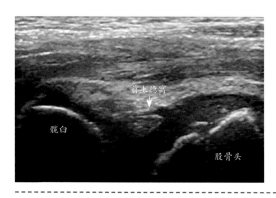

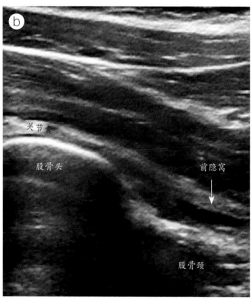

超声显示髋关节前上隐窝为一较小的低回声区，位于关节囊于髋臼唇附着处与髋臼唇之间（箭头）

图 6.3　髋关节前上隐窝

　　关节滑膜增厚有时可伴有关节腔积液，但有时增厚的滑膜本身在超声表现上可类似关节腔积液。关节腔积液在很多情况下常难以与增厚的滑膜相鉴别，彩色多普勒超声或能量多普勒超声有时可帮助鉴别，因为急性滑膜炎时增厚的滑膜内血流信号常增多。

　　髋关节腔积液时，有时可行超声引导下髋关节腔积液抽吸与超声引导下注射治疗，尤其是对于运动员。

　　滑囊为一内含少许滑液的滑膜组织，通常位于运动的结构之间，如肌腱、韧带和骨表面，其作用为减少摩擦。生理状态下，滑囊在超声检查时常难以显示。

　　在髋部的滑囊中，髂腰肌滑囊、转子周围滑囊与坐骨结节滑囊在临床上具有非常重要的作用（图 6.4 ~ 图 6.7）。

　　髂腰肌滑囊是人体最大的滑囊（长可达 7 cm，宽可达 4 cm）。该滑囊将髂腰肌肌腱（图 6.6）与深方的髋关节囊和耻骨隔开。髂腰肌滑囊可向近侧扩展至盆腔内，或者向下扩展至股骨小转子（图 6.4a），并在 15% 的人群中与髋关节腔相通。

　　髂腰肌滑囊炎常由邻近组织的病变扩展至滑囊所致，如髂腰肌肌 – 腱复合体的损伤、髋内部弹响综合征或运动所致的劳损，但很少继发于关节腔内的病变[2]。

　　髂腰肌滑囊炎患者的症状常无特异性，常与原发病变和滑囊扩张的程度有关。超声检查中扩张的髂腰肌滑囊表现为边界清楚的、囊壁较薄的含液病变，内部回声均匀或不均匀。

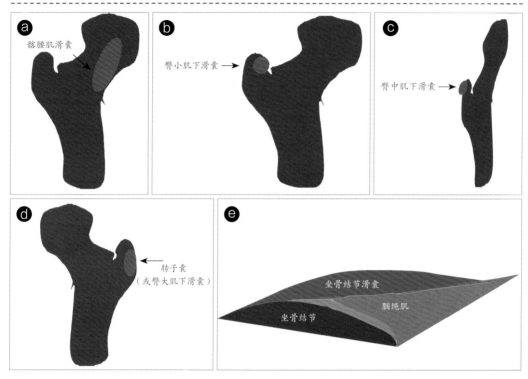

图 6.4　髋部滑囊解剖结构示意

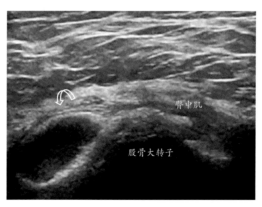

超声显示一边界清楚的、囊壁较薄的含液病变，其内回声均匀（弯箭头）。臀中肌肌腱增厚，其内纤维状结构消失，并可见钙质沉着

图 6.5　臀中肌下滑囊炎 – 臀中肌肌腱病

　　股骨大转子周围有一些滑囊，其作用为保护周围的肌腱。该部位滑囊的数目存在较大的个体差异，一般在年长者中滑囊的数目可能会更多。大多数人会有 3 个恒定的滑囊：臀小肌下滑囊、臀中肌下滑囊和转子囊（或称为臀大肌下滑囊）。

　　臀小肌下滑囊位于臀小肌肌腱与股骨大转子前骨面之间（图 6.4b），臀中肌下滑囊位于臀中肌肌腱外侧止点部位的深方（图 6.4c，图 6.5），转子囊或臀大肌下滑囊覆盖股骨大转子的后骨面，并位于臀大肌的深方（图 6.4d，图 6.7）。转子囊炎为少见的疼痛综合征，常见于中年女性，与臀肌肌腱病常无明显关系。滑囊炎在超声上可表现为局部液体积聚，有时可见囊壁增厚或滑膜增生。

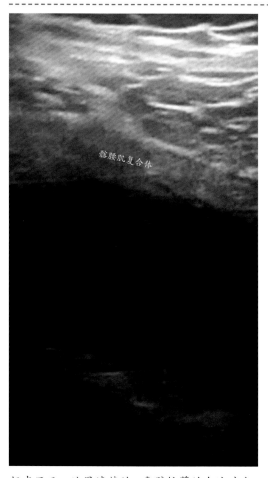

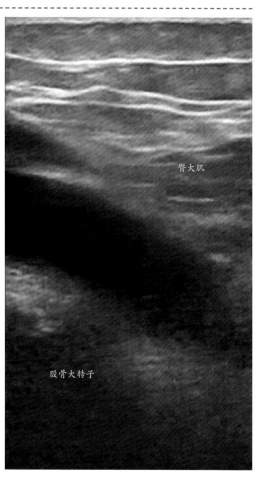

超声显示一边界清楚的、囊壁较薄的含液病变，内部回声均匀，位于髂腰肌复合体深方	超声显示一边界清晰、壁薄、含液的病变，内回声均匀。该病变位于臀大肌深方，覆盖股骨大转子的后骨面
图 6.6　髂腰肌滑囊炎	**图 6.7　转子囊炎**

坐骨结节滑囊，或称为坐骨臀肌滑囊，为一不恒定滑囊，位于腘绳肌起点与其浅侧的臀大肌之间（图 6.4e）。该处滑囊炎常由慢性磨损、创伤或系统性炎性病变所致。坐骨结节滑囊炎时，患者常出现臀部的疼痛。与其他部位滑囊炎表现类似，坐骨结节滑囊炎在超声上可表现为液体积聚，有时可见囊壁增厚或滑膜增生。

要点

· 关节腔内和关节腔外滑膜的主要功能为减少摩擦。

· 生理状况下，髋关节腔内可见少量滑液。如前关节囊 2 层的厚度＞ 7 mm 或其在双侧髋关节之间（左侧与右侧）的差别＞ 1 mm，可提示髋关节腔内存在积液。

· 在髋部的滑囊中，髂腰肌滑囊、转子周围滑囊与坐骨结节滑囊在临床上具有非常重要的作用。

参考文献

[1] LUNGU E，MICHAUD J，Bureau N J. US assessment of sports-related hip injuries. Radiographics. 2018，38（3）：867–889.

[2] MCCARTHY E，HEGAZI T M，Zoga A C，et al. Ultrasound-guided interventions for core and hip injuries in athletes. Radiol Clin N Am. 2016，54（5）：875–892.

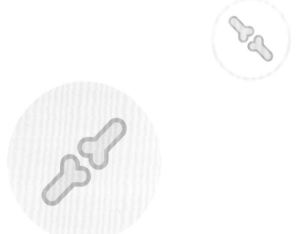

第七章　盆腔周围肌肉与肌腱病变

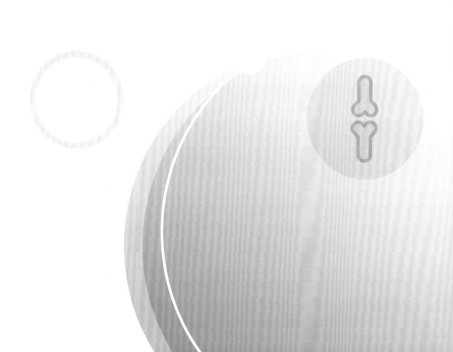

内容提要

解剖	内收肌
股四头肌肌腱	腘绳肌
髂腰肌	

　　盆腔周围的肌肉按解剖学位置可分为 4 组，分别是前部、内侧、外侧和后部；按功能可分为髋关节的屈肌、内收肌、外展肌、内旋肌、伸肌和外旋肌。前部的肌肉包括腰大肌、髂肌、股四头肌和缝匠肌。外侧的肌肉包括臀中肌、臀小肌、阔筋膜张肌、梨状肌和闭孔内肌。内侧的肌肉包括长收肌、短收肌、大收肌、闭孔外肌和股方肌（"股方肌"疑有错，译者删除）。后部的肌肉有伸肌和外旋肌，包括臀大肌、梨状肌、闭孔内肌、上孖肌、下孖肌、股方肌和腘绳肌。

　　一些髋部的肌腱与肌肉很少发生病变，但有些肌肉的病变则较为常见，尤其见于运动员[1, 2]。

　　肌腱的损伤包括劳损、完全或部分撕裂、撕脱骨折、炎性病变及肌腱不稳。创伤后肌肉损伤为最常见的运动损伤之一。根据发病机制，该损伤可分为外源性损伤（挫伤、穿透性损伤）和内源性损伤（拉伤）。

　　股四头肌位于髋前部，包括股直肌、股外侧肌、股内侧肌与股中间肌。股直肌近端有 3 个肌腱：直头，起自髂前下棘；斜头，起自髋臼外上缘；较小的反折头，起自髋关节的前关节囊（图 7.1）。斜头向远侧延续为股直肌的中央腱膜，呈矢状面走行，直头延续为股直肌的浅侧腱膜。

　　超声检查可以显示股直肌的直头与斜头，但超声或 MRI 都很难显示较小的反折头。

　　股外侧肌起自股骨大转子、转子间线、股骨粗线，股中间肌起自股骨干前外侧和股骨粗线，股内侧肌起自转子间线和股骨粗线。

　　肌肉与肌腱病变在运动相关的损伤中较为常见[3]，在某些运动如足球中，这类损伤可占所有损伤的 40%。

　　股直肌为肌肉间接损伤的主要部位，病变一般累及肌肉的近 1/3 段，为偏心收缩所致[3]。

　　不同时期的病变超声表现不同：第 1 期，股直肌中央腱周围的肌肉回声正常或增高，为局部出血所致（对于此期损伤的诊断，MRI 优于超声）；第 2 期，肌纤维断裂，中央腱周围有积液（血肿）（图 7.2）；第 3 期，肌肉完全断裂，肌腹有不同程度的回缩（图 7.3）。

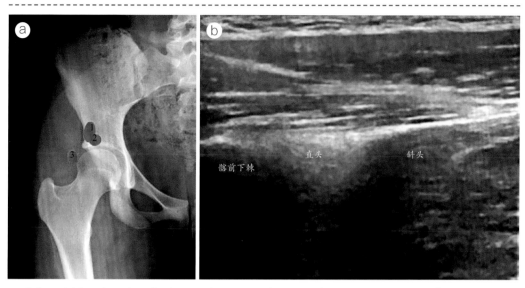

a. 股直肌近侧肌腱 X 线示意图，1：直头，2：斜头，3：较小的反折头；b. 超声长轴切面显示直头与斜头（声影与肌腱纤维方向的改变有关），而超声较难显示较小的反折头

图 7.1　股直肌的直头与斜头

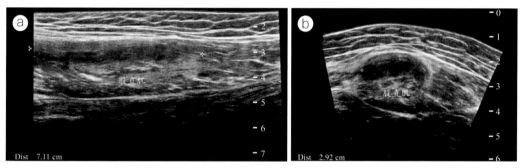

超声长轴切面（图 a）与短轴扩展成像（图 b），中央腱周围可见一低回声的血肿（标尺）

图 7.2　股直肌近段肌 - 腱膜移行处连续性中断

儿童的间接损伤常导致骨撕脱骨折，而不是肌肉病变（图 7.4，图 7.5），因髂前下棘存在尚未骨化的软骨。撕脱骨折为最常见的急性损伤，也是儿童运动员急性髋部疼痛的最常见原因之一[4]。

运动员患有肌腱病时，肌腱损伤的部位可以在肌 - 腱移行处以外的部位。

股内侧肌、股外侧肌、股中间肌的创伤性病变一般为外源性损伤，多发生于运动中的挫伤[3]，最常累及股外侧肌（图 7.6）和股中间肌；损伤可以为部分撕裂，超声表现为正常肌纤维断裂，内部可见血肿形成。

腰大肌近端起自腰 1～腰 5 的横突、胸 12～腰 5 的椎体和椎间盘，而髂肌起自盆腔内的髂窝。腰大肌与髂肌在腰 5～骶 2 椎体水平融合，于腹股沟韧带的深方通过，继而以髂腰肌肌腱止于股骨小转子。髂肌的内侧部分从内侧经过，最后参与形成髂腰肌肌腱。

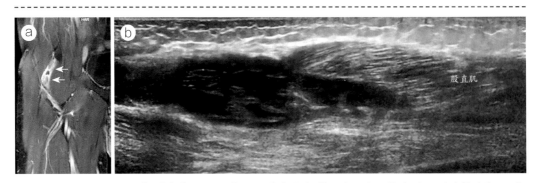

a.MR 冠状切面 PD 脂肪抑制成像显示股直肌肌腱完全断裂，并可见一较大的血肿（箭头）；b.超声长轴切面宽景成像显示股直肌肌腱完全撕裂，可见血肿及肌肉回缩

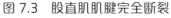
图 7.3　股直肌肌腱完全断裂

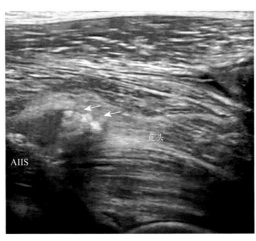

超声矢状面显示髂前下棘处撕脱的骨折片（箭头），血肿显示为低回声的积液，股直肌肌腱的直头增厚。AIIS：髂前下棘

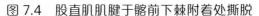
图 7.4　股直肌肌腱于髂前下棘附着处撕脱

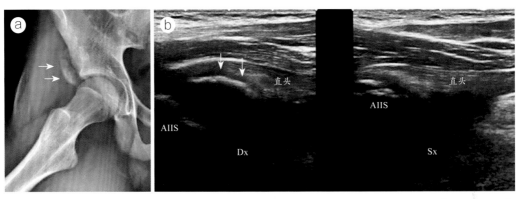

a.X 线示意图显示撕脱骨折片（箭头）；b.超声（双侧对比图像）显示撕脱骨折片，但未见血肿；AIIS：髂前下棘，Dx：病变侧，Sx：对照侧

图 7.5　髂前下棘处撕脱（慢性病变）

髂肌的外侧部分与髂腰肌肌腱平行走行，始终保持肌肉成分，向远侧直接止于股骨干近段浅侧，无肌腱（图 7.7）。

腰大肌与髂肌的主要功能为向盆腔侧屈大腿。以往研究显示，髂腰肌肌腱病可发生于从事与踢腿有关的运动员中（如足球、曲棍球等）。髂腰肌病变包括肌腱病、滑囊炎、肌腱弹响、撕裂和撕脱损伤，常表现为腹股沟区疼痛。

内收肌的损伤可见于多种运动，但在足球和橄榄球运动中最为常见。在职业足球运动员中，长收肌损伤占所有肌肉损伤的 23%[5]。长收肌起自耻骨前部，短收肌起自耻骨下支，大收肌起自坐骨结节、坐骨支和耻骨。长收肌止点处 40% 为肌腱成分、60% 为肌肉成分，短收肌与大收肌止点处本质为肌肉成分。股薄肌位于内收肌群的最内侧，起自耻骨联合的前缘。耻骨肌起自耻骨嵴。内收肌群的作用为内收和屈曲大腿。

内收肌的肌腱可发生肌腱病（图 7.8）、部分撕裂或全层撕裂（图 7.9，图 7.10）和钙化性肌腱炎。急性创伤常同时发生髋部过度外展和腹壁过伸，偶尔伴有小腿的被迫外旋。急性内收肌损伤常发生于单个肌肉，且常累及长收肌[6, 7]。

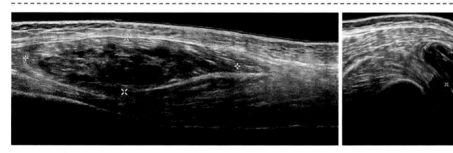

超声全景显示创伤部位可见肌内一不均质团块（标尺）

图 7.6　股外侧肌内血肿

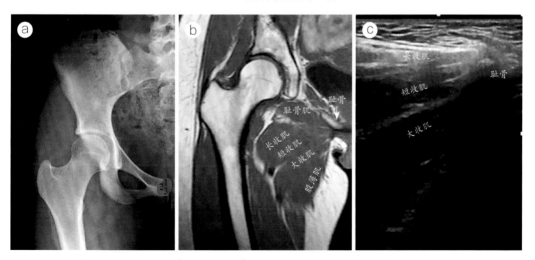

a.X 线示意图；b.MRI 表现；c. 超声图像。1：长收肌，2：短收肌，3：大收肌

图 7.7　内收肌腱

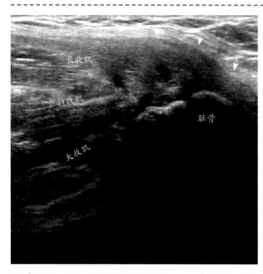

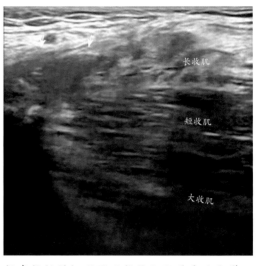

超声长轴斜切面显示肌腱增厚、回声减低（箭头），并可见钙化

图 7.8　内收肌肌腱病

超声长轴斜切面显示长收肌肌腱完全撕裂，可见血肿（箭头）及肌肉回缩

图 7.9　长收肌全层撕裂

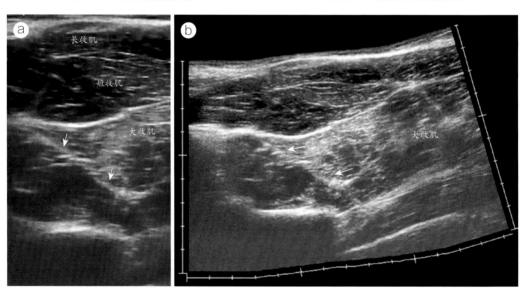

a.超声长轴斜切面图像；b.超声全景成像。大收肌肌腱完全撕裂，并可见血肿（箭头）和肌肉回缩。大收肌的全层撕裂较为少见，其发生与运动时短而快的步伐有关（如击剑运动）

图 7.10　大收肌全层撕裂

内收肌肌腱的钙化灶及骨皮质不规则改变常见于无症状的运动员。

胭绳肌肌 - 腱复合体为运动员最常见的损伤，尤其见于从事跨栏、跳远和体操运动的运动员。该复合体包括 3 块肌肉及相应肌腱，其中肌肉分别是股二头肌、半膜肌与半腱肌。半膜肌起自坐骨结节的外上骨面，股二头肌的长头与半腱肌有一共同的肌腱，其起点位于半膜肌起点的内侧（图 7.11）。胭绳肌为髋关节的伸肌、膝关节的屈肌。由于其解剖学因素（胭绳肌跨过 2 个关节）和功能性因素（在步态周期中为离心收缩），胭绳肌易发生损伤。急性胭绳肌损伤常由于同时发生屈髋和伸膝动作，而胭绳肌正发生离心收缩。肌腱部分撕裂时，超声表现为部分肌腱纤维的断裂，而完全断裂则表现为肌腱连续性完全中断，断端可见回缩。对于撕脱损伤（图 7.12），超声与 MRI 检查可显示撕脱骨折片、血肿及肌腹回缩。胭绳肌撕裂有时可累及邻近的坐骨结节。急性撕裂常伴发血肿。

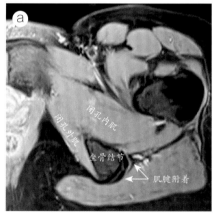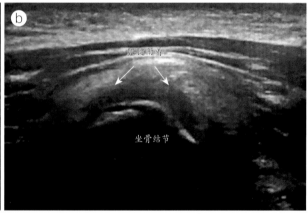

a.MR T$_1$ 横断面图像；b. 超声图像。半膜肌肌腱起自坐骨结节的外上骨面，股二头肌长头肌腱与半腱肌肌腱有一共同的起点，位于半膜肌肌腱起点的内侧

图 7.11　胭绳肌肌腱

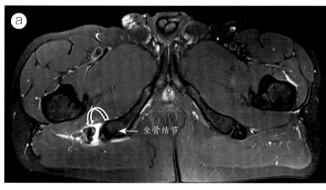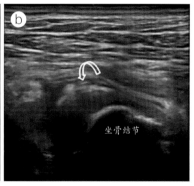

a.MR PD 横断面脂肪抑制成像；b. 超声图像。撕脱的骨折片（弯箭头）、血肿与肌腹回缩

图 7.12　胭绳肌肌腱撕脱

要点

· 有些髋部的肌腱与肌肉很少发生病变，但有些肌肉的病变则较为常见，尤其见于运动员。

· 股直肌为肌肉间接损伤的主要部位，病变一般累及肌肉的近 1/3 段，为离心收缩所致。

· 股内侧肌、股外侧肌、股中间肌的创伤性病变一般为外源性损伤。

· 急性内收肌损伤常发生于单个肌肉，常累及长收肌。

· 腘绳肌肌 – 腱复合体为运动员最常见的损伤。

参考文献

[1] LUNGU E, MICHAUD J, BUREAU N J. US assessment of sports-related hip injuries. Radiographics. 2018, 38（3）: 867–889.

[2] HEGAZI T M, BELAIR J A, MCCARTHY E J, et al. Sports injuries about the hip: what the radiologist should know. Radiographics. 2016, 36（6）: 1717–1745.

[3] DRAGHI F, DRAGHI A G, GITTO S. Myotendinous strains of the vastus lateralis as a result of sport-related trauma. J Sports Med Phys Fitness. 2018, 58（6）: 947–949.

[4] PESQUER L, POUSSANGE N, SONNERY-COTTET B, et al. Imaging of rectus femoris proximal tendinopathies. Skeletal Radiol. 2016, 45（7）: 889–897.

[5] LYNCH T S, BEDI A, LARSON C M. Athletic Hip Injuries. J Am Acad Orthop Surg. 2017, 25（4）: 269–279.

[6] SERNER A, ROEMER F W, HÖLMICH P, et al. Reliability of MRI assessment of acute musculotendinous groin injuries in athletes. Eur Radiol. 2017, 27: 1486–1495.

[7] SERNER A, WEIR A, TOL J L, et al. Characteristics of acute groin injuries in the adductor muscles: a detailed MRI study in athletes. Scand J Med Sci Sports. 2018, 28: 667–676.

第八章　髋部疼痛综合征

股骨大转子疼痛综合征为在股骨大转子周围的慢性、间断性髋部疼痛综合征，触诊时可有压痛，且髋部外展时疼痛。

股骨大转子疼痛综合征在运动员中越来越多见，主要见于跑步运动员和芭蕾舞演员。

疼痛可来源于髋外侧的很多结构，但臀中肌肌腱与臀小肌肌腱的病变为股骨大转子疼痛综合征最主要的原因，少数情况下，可为转子周围滑囊的病变所致。

臀小肌起自髂骨外侧面，止于股骨大转子的前骨面（图 8.1）。臀中肌起自髂骨外侧面的一个区域，其在股骨大转子上有 2 个止点：主要止于股骨大转子的外上骨面，而其前部肌腱则止于股骨大转子的外侧骨面（图 8.1）。臀大肌在股骨大转子上无止点，而是自股骨大转子的浅侧经过。臀大肌为髋关节主要的外旋肌和外展肌。

在股骨大转子处有 3 个滑囊：臀小肌下滑囊、臀中肌下滑囊和转子囊（或称为臀大肌下滑囊），臀小肌下滑囊位于臀小肌肌腱与股骨大转子前骨面之间，臀中肌下滑囊位于臀中肌肌腱止点处的深方，转子囊（或称为臀大肌下滑囊）覆盖股骨大转子的后骨面，并位于臀大肌的深方。

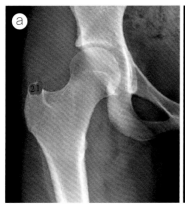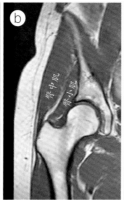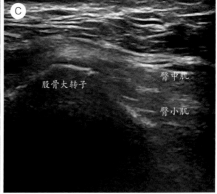

a.X 线示意图；b.MRI 表现；c.超声图像。1：臀小肌肌腱止于股骨大转子的前骨面，2：臀中肌肌腱止于股骨大转子的外侧骨面和外上骨面

图 8.1 臀小肌和臀中肌的骨质附着部位

　　臀小肌与臀中肌止点处病变包括肌腱病、肌腱撕裂和腱围炎，一般为慢性反复的微小创伤所致。

　　肌腱病和末端病超声检查显示肌腱增厚、不均匀、回声减低、局灶性低回声区（黏液退变）和（或）强回声区（纤维化或钙化）。末端病时，股骨大转子的骨质不规则改变可能较为明显（图8.2）。腱围炎时，彩色多普勒超声可能于肌腱周围显示较多的血流信号，尽管此征象较为少见。肌腱撕裂可以为部分撕裂或全层撕裂，超声可见肌腱缺损，局部呈无回声区（为积液充填于肌腱断裂处）。超声检查可用于评估此类病变。

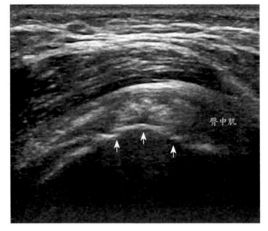

超声显示肌腱增厚、回声不均匀、钙化灶和股骨大转子（箭头）骨质不规则

图 8.2　臀中肌肌腱病

　　髋部弹响综合征的特征为髋部活动时可闻及弹响。患者一般较年轻，体格较健壮，常从事一些需要反复过度伸屈髋关节的运动（如足球运动员、举重运动员或跑步运动员，但更多见于芭蕾舞演员）。有2种类型的髋关节弹响：关节外弹响与关节内弹响；关节外弹响包括髋外侧弹响与髋内侧弹响。

　　髋外侧弹响最为常见，其发生是由于髂胫束或臀大肌（图8.3）在髋关节伸屈活动时于股骨大转子上方移动受阻所致。髋内侧弹响是髂腰肌肌腱发生的弹响，最常见的是髂腰肌肌腱与髂肌之间异常移动所致的弹响。关节内弹响的原因为髋臼唇撕裂、游离体（图8.4）、滑膜骨软骨瘤病、滑膜皱襞、骨折片。

　　静态超声检查应除外其他可能伴随的病变，但动态超声检查可以实时观察各个结构之间的相对运动，因而可用于评估髋部弹响[1]。

　　运动员的腹股沟区疼痛本质上为机械损伤所致[1, 2]。

　　该病变发生较为隐匿，患者可有持续或逐渐加重的腹股沟区疼痛或髋关节的牵涉痛。运动员亦可表现为严重损伤后的急性疼痛。与该病有关的运动常包括英式足球、美式足球和冰球。

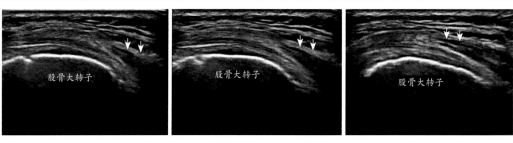

超声显示在应力动作下，臀大肌的前缘（箭头）于股骨大转子浅侧发生半脱位

图 8.3　髋外侧弹响综合征

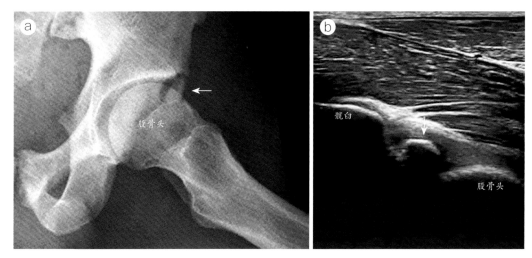

a. X 线示意图；b. 超声图像。关节内骨性游离体（箭头）

图 8.4　髋关节内弹响

耻骨联合和腹直肌 – 长收肌总腱膜为最常发生病变的部位（图 8.5）。

耻骨联合为非滑膜关节的微动关节，包括耻骨（表面覆盖一层薄的透明软骨）、耻骨间纤维软骨盘和一些起支持作用的韧带结构。

在耻骨联合水平，腹直肌与长收肌汇合并形成一总腱膜，该总腱膜止于耻骨前面的骨膜上。

在髋关节外展和躯体伸直过程中，反复的微小创伤可导致腹直肌和长收肌的总腱膜发生损伤。起初，损伤可累及单个肌肉的起点（图 8.6），继而可延伸至对侧肌腱和总腱膜。总腱膜的损伤可伴发骨质的异常改变（图 8.6）。超声检查可显示肌腱与总腱膜的病变，病变在超声上的表现与其他部位肌腱病变的表现相同。对于骨质，则需要用 MRI 进行检查。

鉴别诊断[3~6]包括内收肌与腹直肌的创伤性损伤、耻骨骨炎、骨盆的衰竭骨折、腹股沟管后壁功能不全与疝。腹股沟区疼痛也可为其他区域的牵涉痛（如上部腰神经受压、骨性关节炎、应力骨折、股骨髋臼撞击征、髋臼唇撕裂和关节内游离体）。

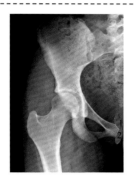

X线显示耻骨联合、腹直肌（1）与长收肌（2）的总腱膜为最常累及的结构

图8.5　腹股沟区疼痛最常累及部位

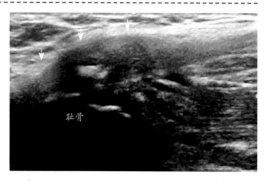

超声显示长收肌钙化性肌腱病（箭头），同时可见骨质异常改变

图8.6　邮递员腹股沟区疼痛

要点

　　以往常认为股骨大转子疼痛综合征是由于股骨大转子周围的滑囊炎所致，但近期研究显示，该处滑囊的炎症并不多见，诊断此病变需考虑关节内、关节周围及远隔部位的病变可能为疼痛的根源。

参考文献

[1] LUNGU E，MICHAUD J，BUREAU N J. US assessment of sports-related hip injuries. Radiographics. 2018，38（3）：867-889.

[2] HEGAZI T M，BELAIR J A，MCCARTHY E J，et al. Sports injuries about the hip：what the radiologist should know. Radiographics. 2016，36（6）：1717-1745.

[3] DRAGHI F，DRAGHI A G，GITTO S. Myotendinous strains of the vastus lateralis as a result of sport-related trauma. J Sports Med Phys Fitness. 2018，58（6）：947-949.

[4] LYNCH T S，BEDI A，LARSON C M. Athletic hip injuries. J Am Acad Orthop Surg. 2017，25（4）：269-279.

[5] SERNER A，ROEMER F W，HÖLMICH P，et al. Reliability of MRI assessment of acute musculotendinous groin injuries in athletes. Eur Radiol. 2017，27：1486-1495.

[6] SERNER A，WEIR A，TOL J L，et al. Characteristics of acute groin injuries in the adductor muscles：a detailed MRI study in athletes. Scand J Med Sci Sports. 2018，28：667-676.

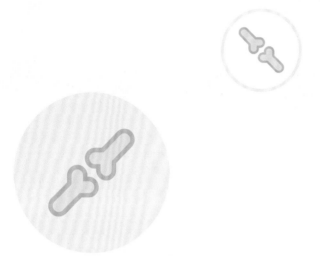

第九章　膝关节滑膜病变

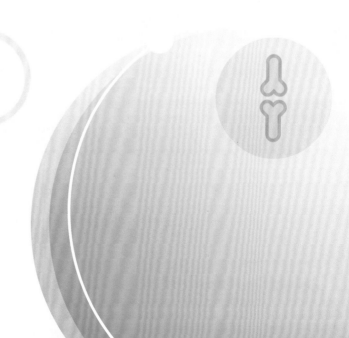

滑囊内衬一层滑膜，内含少量液体，位于移动的结构如肌腱、韧带和骨之间以减少摩擦。

膝关节周围有很多滑囊（表 9.1）。在膝前部，临床上最为重要的滑囊有髌上囊、髌前滑囊、髌下浅囊和髌下深囊（图 9.1）；在膝内侧，有鹅足腱滑囊、膝内侧副韧带滑囊和半膜肌肌腱 - 膝内侧副韧带滑囊；在膝外侧，有髂胫束滑囊和膝外侧副韧带 - 股二头肌肌腱滑囊；在膝后部，有腘窝滑囊（Baker 囊肿）[1]。这些滑囊可能与膝关节腔相通或不相通[2]。在生理状态下，滑囊呈塌陷状态，超声检查一般不显示。

髌前滑囊（图 9.2）位于髌骨、髌腱与皮下组织之间；髌下浅囊位于髌腱、胫骨粗隆与皮肤之间（图 9.3），髌下深囊位于髌腱后部与胫骨前部之间（图 9.4）。髌前

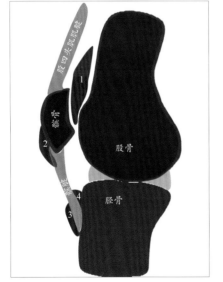

解剖结构示意图；1：髌上囊，2：髌前滑囊，3：髌下浅囊，4：髌下深囊

图 9.1 膝前部滑囊

表 9.1 膝关节周围滑囊

髌上囊
髌前滑囊
髌下浅囊
髌下深囊
鹅足腱滑囊
膝内侧副韧带滑囊
半膜肌肌腱 - 内侧副韧带滑囊
髂胫束滑囊
膝外侧副韧带 - 股二头肌肌腱滑囊
腘窝滑囊（Baker 囊肿）

滑囊有时与髌下浅囊相通[2]；髌下深囊有时与关节腔相通。髌前滑囊炎为慢性创伤所致（一般见于从事需要反复跪坐的运动或职业），导致髌骨前方疼痛与局部肿胀。髌下浅囊炎较少见，该病变可由职业性跪坐引起的慢性损伤所致，临床上表现为胫骨粗隆前方疼痛。髌下深囊炎是由伸膝装置的劳损所致，尤其见于跑步者和跳跃者，也可以见于 Osgood-Schlatter 病者。髌下深囊炎临床上表现为髌腱止点前侧的疼痛。

　　鹅足腱滑囊在胫骨内侧，浅侧为鹅足腱，深方为膝内侧副韧带的胫骨止点部位（图 9.5）。急性鹅足腱滑囊炎一般是由劳损所致，特别是对于跑步者和没有潜在关节腔病变的年轻患者。临床上主要表现为鹅足腱处的压痛、较韧的肿胀，以及膝关节疼痛。

　　膝内侧副韧带滑囊（图 9.6）位于膝内侧副韧带的浅层与深层之间。膝内侧副韧带滑囊炎可见于骑马和骑摩托车的职业运动员，其发生是由于膝内侧反复摩擦，典型临床表现为膝内侧局部疼痛，而无活动障碍。

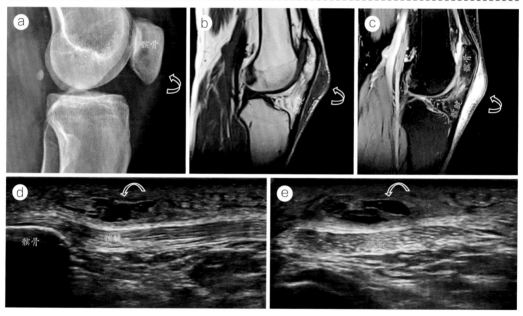

a.X 线示意图；b.MR 矢状面 T_1 图像；c.MR 矢状面 PD 脂肪抑制成像；d. 超声矢状面图像；e. 超声横切面图像；弯箭头：髌前滑囊

图 9.2　髌前滑囊

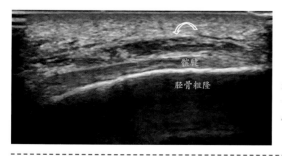

超声显示髌下浅囊（弯箭头）位于髌腱、胫骨粗隆与皮肤之间。髌下浅囊炎较为少见，慢性创伤可导致该病变的发生

图 9.3　髌下浅囊

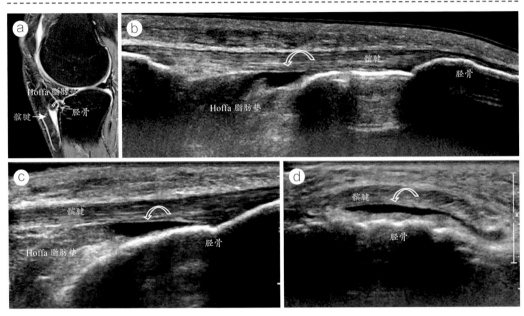

a.MR 矢状面 PD 脂肪抑制成像；b.超声全景成像；c.超声矢状面图像；d.超声横切面图像；
弯箭头：髌下深囊

图 9.4　髌下深囊

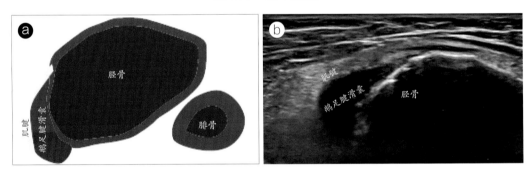

a.解剖结构示意图；b.超声图像

图 9.5　鹅足腱滑囊

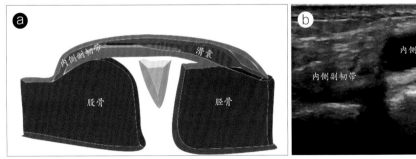
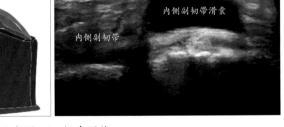

a.解剖结构示意图；b.超声图像

图 9.6　膝内侧副韧带滑囊

半膜肌肌腱 – 膝内侧副韧带滑囊位于半膜肌肌腱与膝内侧副韧带之间，其深部延伸至半膜肌肌腱与胫骨内侧髁之间。膝关节伸直、外旋和外翻应力所致的反复性或急性创伤可导致该滑囊的炎症。临床上表现为膝后内侧的局部疼痛，与半月板损伤的症状类似。

膝外侧副韧带 – 股二头肌肌腱滑囊位于膝外侧副韧带的浅侧、股二头肌长头肌腱前支的深部，该处股二头肌长头肌腱的前支跨越膝外侧副韧带。滑囊炎的发生可为劳损所致，表现为膝外侧疼痛，于腓骨头外侧的近端按压时疼痛可加剧。

膝关节腔的滑膜间隙包括几个相互连通的结构[2]，由薄的结缔组织构成，在膝关节的活动中发挥了重要的作用，其分泌的滑液可以起到润滑及营养膝关节的作用，还能去除关节内的组织碎屑。

位于膝关节前部的滑膜隐窝为髌上关节隐窝和 Hoffa 脂肪垫内的上隐窝与下隐窝（图 9.7）[3]。在膝关节中部，滑膜覆盖交叉韧带的前面，继而向后至关节的纤维囊。在外侧半月板后部与腘肌腱之间，有一个小的滑膜隐窝，称为腘肌腱隐窝（图 9.8）。在关节囊的内侧与外侧，滑膜分别向上和向下延伸至半月板附着处，形成上方和下方的半月板周围隐窝（图 9.9）。膝后部有 3 个关节隐窝：2 个位于深部（外侧与内侧），一个位于中线部位后交叉韧带的后方。

膝关节腔积液，一般为滑膜病变的首发表现，其原因可能为创伤、劳损或系统性疾病。在运动员中，劳损综合征，以及韧带、骨和半月板的损伤为膝关节腔积液最常见的原因。超声检查膝关节腔积液最好的部位为髌上囊、Hoffa 脂肪垫内的下隐窝、半月板周围隐窝和腘肌腱隐窝[2]。检查膝关节滑膜间隙时，患者取仰卧位，膝关节伸直。膝关节腔积液在超声上一般为无回声，最常见的积液部位为髌上囊，但积液的分布与积液量的多少和膝关节的位置有关。超声检查在评估膝关节腔积液方面有较高的特异性，具有较大的应用价值，尤其是在患者不能进行 MRI 检查的时候。

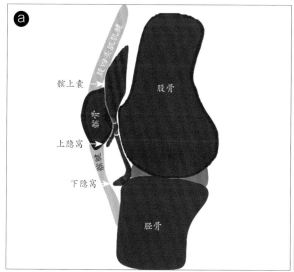
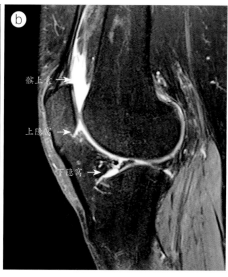

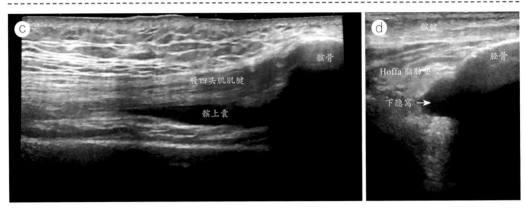

a. 解剖结构示意图，b.MR 矢状切面 PD 脂肪抑制图像，膝前部滑膜隐窝包括髌上关节隐窝和 Hoffa 脂肪垫内的上隐窝与下隐窝，其覆盖交叉韧带的前面。在膝关节前部，超声检查可以准确识别髌上囊内的积液（图 c）和位于 Hoffa 脂肪垫内的下隐窝的积液（图 d）

图 9.7　膝前部滑膜隐窝

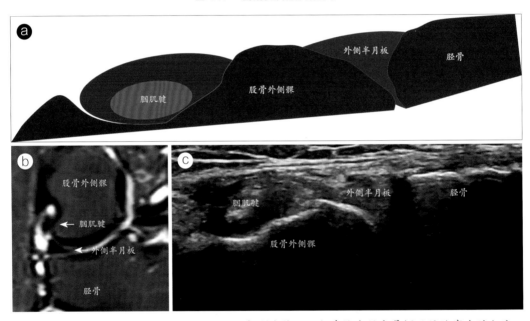

a. 解剖结构示意图，b.MR 矢状面 PD 脂肪抑制成像；c. 超声检查很容易探及该隐窝内的积液

图 9.8　腘肌腱隐窝

　　Baker 囊肿是一个滑膜结构，该结构位于腓肠肌内侧头与半膜肌肌腱之间[2]（图 9.10），为一个浆液性滑囊。Baker 囊肿有时与膝关节腔相通，因此，其另外一个功能为收集膝关节腔积液，可以起到保护膝关节的作用。约一半人的 Baker 囊肿与膝关节腔相通。

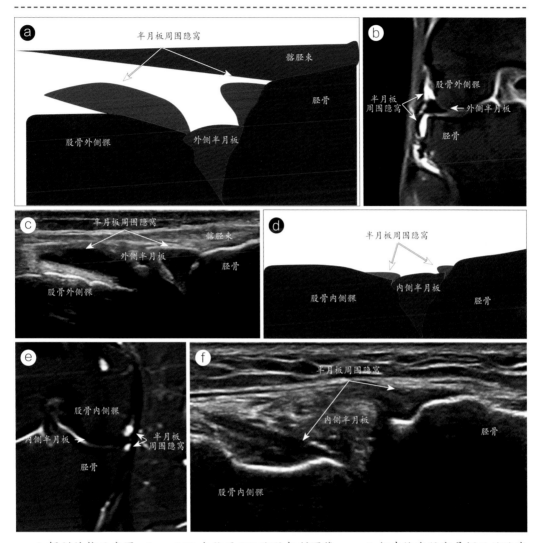

a、d.解剖结构示意图，b、e.MR 矢状面 PD 脂肪抑制图像；c、f.超声检查很容易探及该隐窝
内的积液

图 9.9　半月板周围隐窝

伴有关节腔积液的关节内病变（半月板撕裂、前交叉韧带撕裂等）是成年人 Baker
囊肿形成的重要发病原因。随着关节腔内压力的增加，关节腔内积液通过关节囊的后
内侧裂隙溢出，从而形成 Baker 囊肿。在通常情况下，因有一个瓣膜样的结构，使得
关节腔内的积液和纤维蛋白从膝关节腔内泵入 Baker 囊肿内，而积液不会从 Baker 囊
肿内进入膝关节腔内。

Baker 囊肿一般无症状，患者所述的膝关节疼痛常常是由于同时存在的膝关节病变。
如果 Baker 囊肿有症状，则疼痛一般位于腘窝内侧。如果囊肿较大，则会压迫邻近的结构，
特别是血管神经束，从而导致神经卡压综合征、远端肢体的缺血和静脉血栓。

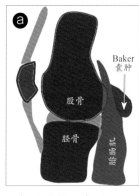
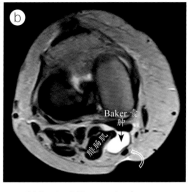
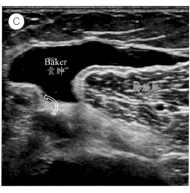

a. 解剖结构示意图；b.MR T$_2$ 横切面图像；c. 超声显示 Baker 囊肿（或腘窝囊肿）位于腓肠肌内侧头与半膜肌腱（弯箭头）之间

图 9.10　Baker 囊肿（腘窝囊肿）

　　超声检查时，Baker 囊肿表现为一个位于腘窝的无回声包块，位于腓肠肌内侧头与半膜肌肌腱之间。由于 Baker 囊肿是一个滑膜结构，所以它可以发生同其他滑膜结构一样的病变，也可以发生破裂，从而导致小腿肿胀和疼痛（图 9.11），还可以发生感染或出血而导致在膝关节后部形成一个痛性肿块。

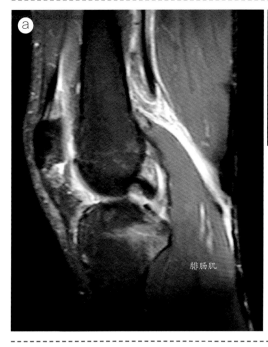
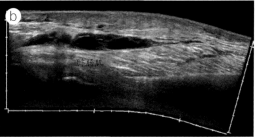

a.MR 矢状面 PD 脂肪抑制图像；b. 超声图像。滑囊积液自囊肿沿腓肠肌内侧头向下延伸

图 9.11　腘窝囊肿破裂

要点

- 膝关节周围有很多滑囊。
- 膝关节腔的滑膜隐窝包括几个相互连通的结构。
- Baker 囊肿可以发生同其他滑膜结构一样的病变，也可以发生破裂。

参考文献

[1] DRAGHI F，CORTI F，URCIUOLI L，et al. Knee bursitis：a sonographic evaluation. J Ultrasound. 2015，18（3）：251–257.

[2] DRAGHI F，URCIUOLI L，ALESSANDRINO F，et al. Joint effusion of the knee: potentialities and limitations of ultrasonography. J Ultrasound. 2015，18（4）：361–371.

[3] DRAGHI F，FERROZZI G，URCIUOLI L，et al. Hoffa's fat pad abnormalities，knee pain and magnetic resonance imaging in daily practice. Insights Imaging. 2016，7（3）：373–383.

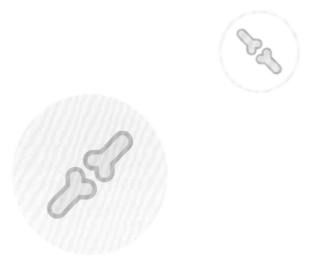

第十章　膝关节劳损综合征

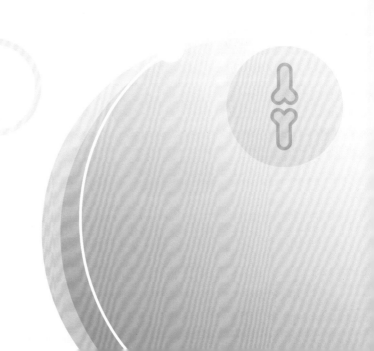

"跳跃膝"为膝关节伸膝装置的疼痛性劳损病变，最常累及髌腱，少数情况下也可累及股四头肌肌腱。其发生为突然的伸膝动作或者肌腱反复遭受强力的拉力所致，常见于需要跳跃的运动（排球、篮球、滑雪等）。肌腱内最易遭受拉力的部位常位于髌腱的深部－后侧部分，邻近膝关节的旋转中心及髌骨的下极（图10.1），特别时是在膝关节屈曲角度增大时。

该病变的发生主要与训练的频率和运动强度有关，但很多其他因素，包括内部因素与外部因素，都与肌腱病的发病有关：体重、体重指数、腰－髋比值、足弓高度、股四头肌肌腱的柔韧性与力量，腘绳肌肌腱的柔韧性、垂直跳跃高度及不同的内部因素（韧带松弛、Q角度、髌骨高度、柔软度、力量模式、脚下土地的硬度）。

肌腱的组织学检查显示该病变为退行性病变，而不是炎性病变。组织学检查显示黏液样变性与玻璃样变性、纤维蛋白样坏死、假囊肿改变、新生血管形成、肌腱组织微小撕裂与化生，以及慢性炎症。"跳跃膝"的组织学检查未见急性炎性改变。

该病的自然病程较长，反复发作，且常为双侧发生。症状一般见于进展期（表10.1），起初的症状为局部疼痛，常发生于运动后，疼痛部位在髌腱于髌骨的止点处（第1期）。在以后的运动中，疼痛可以出现在训练的起初阶段，热身后消失，运动后则再次出现（第2期）。如果不治疗，疼痛会经常出现，运动后持续存在（第3期）。如果不及时治疗而继续从事高强度运动，运动员的髌腱可能会发生

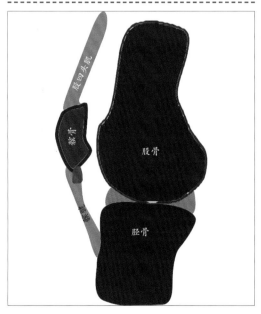

解剖结构示意图，病灶位于髌腱近段的深－后层及髌骨的下极（椭圆形红色）

图10.1 "跳跃膝"

完全撕裂（第 4 期）。

<table>
<tr><td colspan="2" align="center">表 10.1 "跳跃膝"分期</td></tr>
<tr><td>第 1 期</td><td>局限性疼痛，常发生于运动后，疼痛部位在髌腱于髌骨的止点处</td></tr>
<tr><td>第 2 期</td><td>在运动开始时出现疼痛，热身活动后消失，活动结束后又频繁出现疼痛</td></tr>
<tr><td>第 3 期</td><td>疼痛经常出现，且在活动后持续存在</td></tr>
<tr><td>第 4 期</td><td>髌腱完全断裂</td></tr>
</table>

该病的诊断主要基于典型的运动史、体格检查与超声检查。超声检查可见髌腱近段中部后侧 1/3 部分的肌腱回声减低、边界不清，提示为伴有肌腱增厚的退行性肌腱病，而浅层的肌腱纤维表现正常（图 10.2a）。彩色多普勒超声有时可显示病变内部弥漫性血流信号增多（图 10.2b）。MRI 检查有助于手术方案的制订。MRI 可见髌腱近段增厚、腱体内高信号。其他提示"跳跃膝"的征象为髌骨水肿和邻近 Hoffa 脂肪垫的水肿（图 10.3）[1]。

根据病变的不同时期可选择不同的治疗方案，通常可首先选择非手术治疗方案，包括从运动中退出并进行休息。外科手术的主要方式为[2]切除腱围组织、切除退变的组织、切除髌骨下极、肌腱内进行纵行切开。绝大多数患者术后疼痛消失。

称为 Osgood-Schlatter 的膝关节劳损病变是在 1903 年由 Robert Osgood 和 Carl Schlatter 首次提出。该病变的发生是由于反复的股四头肌收缩导致髌腱在其远端止点处即胫骨粗隆（部分仍为软骨成分）受到创伤性牵拉。胫骨粗隆在妊娠早期由近侧胫骨生长板向前延伸开始形成，女孩在 13～15 岁时闭合，男孩在 15～19 岁时闭合。

对于青少年运动员，由于髌腱对未成熟胫骨粗隆的反复创伤性牵拉，可以导致软骨的微骨折和局部炎症反应、髌腱的肿胀、髌下深囊的积液，继而导致胫骨粗隆出现异常改变（图 10.4）。Osgood-Schlatter 病在青少年运动员中总的患病率可高达 20%，常为双侧患病，而在年龄相当的非运动员人群中，其患病率为 4%～5%。

Osgood-Schlatter 病患者的典型表现为胫骨粗隆处缓慢发生的疼痛、肿胀、压痛。发病年龄在男孩一般为 12～15 岁，女孩为 8～12 岁。危险因素为男性、骨骼发育较快、从事需要跳跃的运动，如英式足球、跑步、篮球、排球、滑雪和体操运动。Osgood-Schlatter 病的诊断标准为局部疼痛、肿胀，以及临床检查时局部压痛。超声检查诊断标准为软骨和髌腱的肿胀（图 10.5a，图 10.5b）、髌下深囊内积液，有时可累及 Hoffa 脂肪垫[3]。在疾病的进展期，X 线检查有时可见与该病相关的胫骨粗隆病变（图 10.6）。诊断时一般不需要进行 MRI 检查。然而，MRI 检查可以发现 Osgood-Schlatter 病的早期征象，并可用于评估该疾病自其早期发展至最后愈合的过程（图 10.5c～图 10.5e）。相比于 X 线检查与超声检查，MRI 检查还可以提供更多的信息，如骨内信号的改变（骨髓水肿）。骨髓水肿是公认的疼痛产生的原因，主要是由于骨

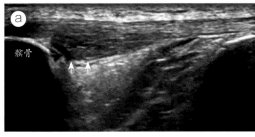
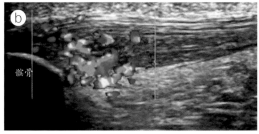

a. 超声显示髌腱止点处深层增厚、回声减低，内部回声不均匀（箭头）；b. 彩色多普勒超声显示髌腱近段低回声病变内弥漫性血流信号增多（为新生血管）

图 10.2 "跳跃膝"

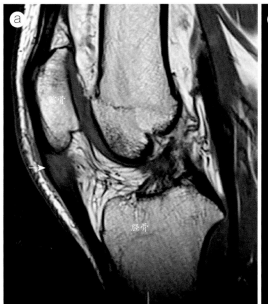
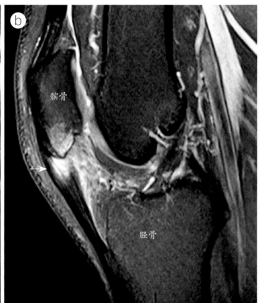
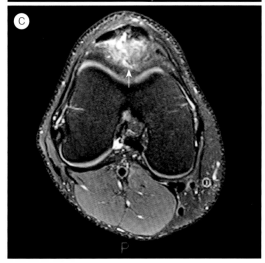

a. 矢状位 MR T_1WI；b.MR 矢状面 PD 脂肪抑制成像；c.MR 横断面 PD 脂肪抑制成像。髌腱近段增厚、腱体内高信号（箭头）及髌骨下极和 Hoffa 脂肪垫水肿改变

图 10.3 "跳跃膝"

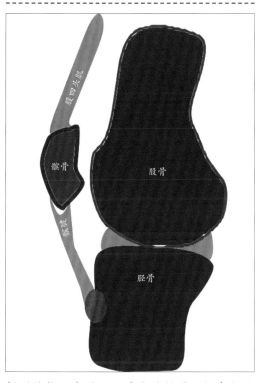

解剖结构示意图显示病变（椭圆形红色）位于软骨内

图 10.4　Osgood-Schlatter 病

内压力增高，继而刺激感觉神经、静脉高压与骨膜刺激。

Osgood-Schlatter 病通常为自限性疾病，当胫骨粗隆完全骨化时疼痛可消失。但症状在完全消失前可持续 12～24 个月。另外，撕脱的骨质可以继续增大、骨化和增大，因此在髌腱远侧止点处可形成一个异位骨块，有时需要手术治疗。

Sinding-Larsen-Johansson 病是青少年劳损性病变，一般发生于 10～14 岁的青少年男性。该病为运动中反复的微小创伤和过度的、长期的应力损伤所致，该应力超出了机体内在的承受范围。病变累及了髌骨的远端和髌腱的近侧止点（图 10.7）。Sinding-Larsen-Johansson 病在临床上表现为髌骨远端的疼痛，膝关节屈曲且负重时疼痛加重，其他的临床表现为髌下软组织肿胀和功能受限。

该病在超声上的表现与 Osgood-Schlatter 病相同：软骨肿胀、髌腱在其近侧止点处肿胀，以及髌骨远端骨碎裂（图 10.8）。X 线检查有时可见髌骨碎裂，在疾病的晚期则可见髌腱的钙化。临床症状的严重程度决定了治疗的方法，轻症可以采用休息数周，重症则可以采用膝关节伸直位固定。同 Osgood-Schlatter 病一样，该病一般为自限性，症状通常在 3～12 个月后消失。

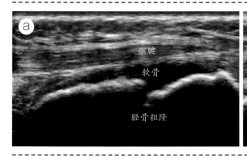
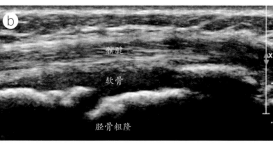

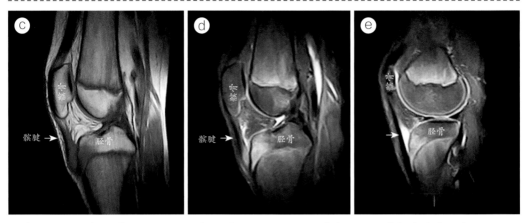

超声长轴切面（图 a）与短轴切面（图 b）显示髌腱和软骨肿胀及胫骨粗隆病变。矢状位 MR T₁WI（图 c）显示髌腱于其远侧止点处增厚、不均匀改变，胫骨粗隆与近端骨骺内骨髓呈低信号改变；MR 矢状面质子密度脂肪抑制成像显示髌腱在其远侧止点处增厚、不均匀，且呈高信号改变，胫骨粗隆和近端骨骺内的骨髓水肿信号呈不完全融合（图 d），髌下深囊（箭头）由于炎性积液而扩张（图 e）

图 10.5　Osgood-Schlatter 病变

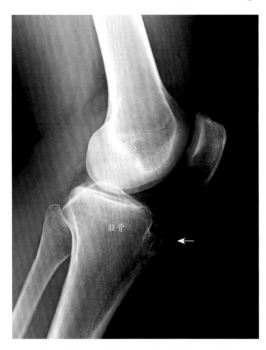

X 线显示胫骨粗隆的病变（进展期，箭头）

图 10.6　Osgood-Schlatter 病

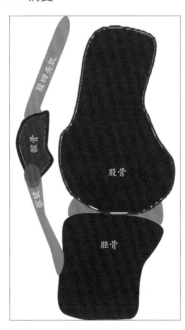

解剖结构示意图。病变（椭圆形红色）位于髌骨远端和髌腱的近侧止点

图 10.7　Sinding-Larsen-Johansson 病

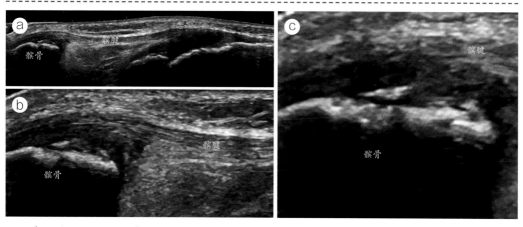

a. 超声全景成像；b. 超声长轴切面；c. 超声短轴切面图像。髌腱在其近侧止点处软骨肿胀，髌骨的下极出现骨碎裂

图 10.8　Sinding-Larsen-Johansson 病

要点

· "跳跃膝"是一种膝关节伸膝装置的疼痛性劳损性损伤，最常累及髌腱，其发生与训练的频率和强度有关。

· Osgood-Schlatter 病为反复的股四头肌收缩导致髌腱在其远端止点处即胫骨粗隆（部分仍为软骨成分）受到创伤性牵拉所致。

· Sinding-Larsen-Johansson 病发病机制与 Osgood-Schlatter 病相同，但累及的部位为髌骨下极和髌腱的近侧止点。

参考文献

[1] CREMA M D，CORTINAS L G，Lima G B P，et al. Magnetic resonance imaging-based morphological and alignment assessment of the patellofemoral joint and its relationship to proximal patellar tendinopathy. Skelet Radiol. 2018，47（3）：341–349.

[2] STUHLMAN C R，STOWERS K，STOWERS L，et al. Current concepts and the role of surgery in the treatment of jumper's knee. Orthopedics. 2016，39（6）：e1028–1035. https://doi.org/10.3928/01477447–20160714–06.

[3] DRAGHI F，FERROZZI G，URCIUOLI L，et al. Hoffa's fat pad abnormalities，knee pain and magnetic resonance imaging in daily practice. Insights Imaging. 2016，7（3）：373–383.

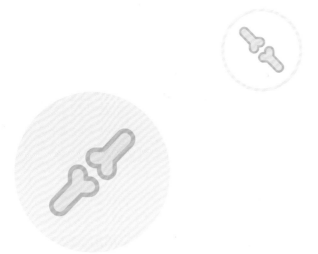

第十一章　膝关节摩擦综合征

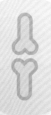

腓肠豆为腓肠肌外侧头内的一个籽骨[1]，与股骨后外侧髁的外侧缘关系密切。文献报道腓肠豆的出现率为 20% ~ 87%。

腓肠豆为膝关节后外侧部分的静态稳定结构，其功能为改变受力的方向。

与腓肠豆相关的症状相对少见，最常发生于年轻运动员，如从事高强度的跑步运动员。尽管还未明确病因，但腓肠豆综合征被认为与膝外侧所受的拉力增加有关，因为仅有部分人群发病。腓肠豆综合征的特征为间断性膝后外侧疼痛，膝关节伸直时疼痛加重；当腓肠豆被压在股骨外侧髁上时局部有紧张感。症状亦可以出现在腓肠豆仍为软骨时。

超声和 MRI 检查可以清晰显示腓肠豆（图 11.1），腓肠豆发生钙化时亦可以被 X 线检查所显示，目前还没有明确的征象可以用来诊断腓肠豆综合征，因此可以根据疼痛的部位及排除其他病变来做出诊断。然而，最近研究报道了 PET/CT 可提供有价值的信息来诊断该病[2]。

腓肠豆综合征的治疗方法一般为外科手术，需要切除腓肠豆或者增厚的腓肠肌纤维，以缓解症状。

髂胫束为膝关节外侧的稳定结构，对于人体保持直立姿势非常重要。髂胫束为一结缔组织结构，阔筋膜张肌与臀大肌的近段附着其上，其远端有 2 个附着点，分别为股骨外上髁和 Gerdy 结节。在髂胫束于股骨附着处，附着点深方的组织为富含血管的脂肪组织，其内还含有机械刺激性感受器帕西尼小体。

髂胫束摩擦综合征为竞技自行车选手与长距离跑步者中常见的损伤，女性的发病率为男性的 2 倍。在竞技运动中，由于过度增加的膝关节内旋动作，使髂胫束产生扭转应变，导致髂胫束与股骨外上髁之间富含神经支配的脂肪组织受压（图 11.2）。

最常见的症状为膝外侧疼痛，常由剧烈的体育活动引发。踩踏板或跑步可使这种慢性疼痛加重，疼痛部位位于关节上 2 cm 处。

对于有相应症状的患者超声检查可见位于髂胫束与股骨外上髁之间的脂肪组织回声发生改变（表现为边界不清的低回声区）（图 11.3）或者显示局部积液形成（继发性滑囊，或者为膝外侧滑膜隐窝）。

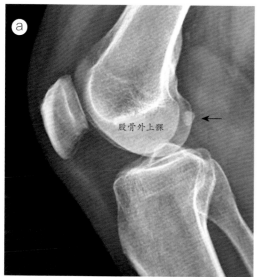

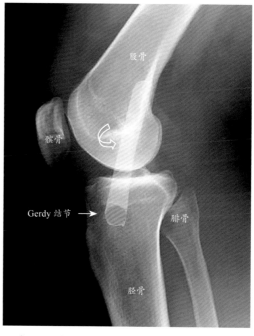

X线显示病变位于髂胫束与股骨外上髁之间（弯箭头）

图11.2　髂胫束摩擦综合征

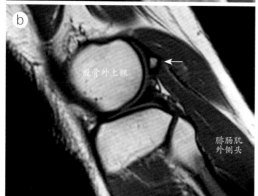

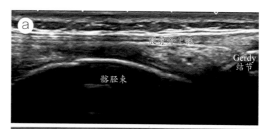

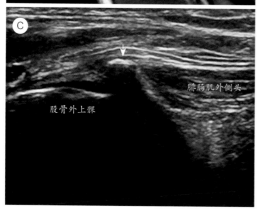

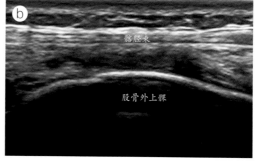

a.X线示意图；b.MRI表现；c.超声图像。腓肠豆（箭头）为腓肠肌外侧头内的一个籽骨，可以在超声和MRI上清晰显示，发生钙化时亦可以被X线检查所显示

图11.1　腓肠豆

a.超声全景成像；b.超声横切面图像。髂胫束与股骨外侧之间脂肪组织回声减低，边界不清

图11.3　髂胫束摩擦综合征

对于该处积液形成的原因目前有一些争议，一些人认为该积液的形成是局部一继发性滑囊的炎症导致（图 11.4），另外一些人则认为是由关节隐窝内的滑膜组织炎症所致（图 11.5），该滑膜组织的作用相当于髂胫束的腱鞘。以上 2 种原因皆有可能，前者最为常见。

髂胫束摩擦综合征的治疗方法包括在功能活动中减少髋部肌肉的使用及对髋关节和膝关节异常的机械刺激；使用一些减轻疼痛和炎症的方法，如冰敷、口服非甾体抗炎药物或应用皮质激素类药物。在多数情况下，这些治疗都会取得较好的疗效，因此，很少有患者需要采取手术（如切除滑囊或者切除一部分膝外侧滑膜隐窝等）治疗。

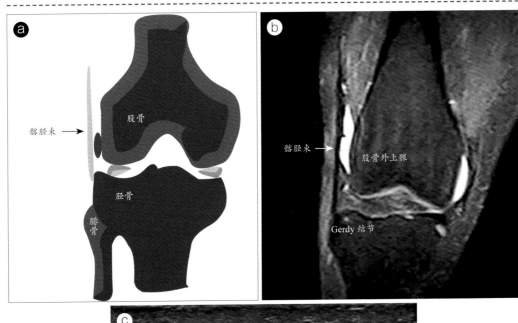

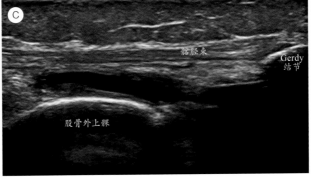

a. 解剖结构示意图；b. 超声图像；c.MRI 显示一继发性滑囊位于髂胫束与股骨外上髁之间

图 11.4 髂胫束摩擦综合征（1）

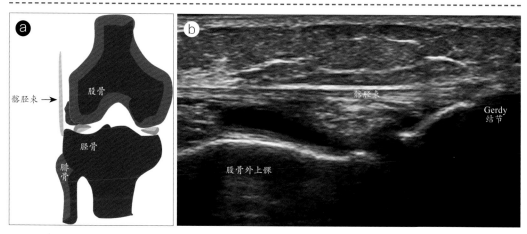

a.解剖结构示意图；b.超声显示来自关节隐窝的滑膜积液，其作用类似髂胫束的腱鞘

图11.5　髂胫束摩擦综合征（2）

要点

·腓肠豆综合征与膝关节外侧所受拉力的增加有关。

·因没有明确的征象可以用来诊断腓肠豆综合征，因此可以根据疼痛的部位及排除其他病变来做出诊断。

·髂胫束摩擦综合征为位于髂胫束与股骨外上髁之间的富含神经支配的脂肪组织发生损伤所致。诊断依据是位于髂胫束与股骨外上髁之间的脂肪组织回声发生改变（表现为边界不清的低回声区）或者显示局部积液形成（继发性滑囊积液，或者为膝外侧滑膜隐窝积液）。

参考文献

[1] BIANCHI S, BORTOLOTTO C, DRAGHI F. Os peroneum imaging：normal appearance and pathological findings. Insights Imaging. 2017, 8（1）：59-68.

[2] USMANI S, MARAFI F, AHMED N, et al. 18F-NaF PET-CT in symptomatic fabella syndrome. Clin Nucl Med. 2017, 42（4）：e 199-201. https://doi.org/10.1097/rlu. 0000000000001547.

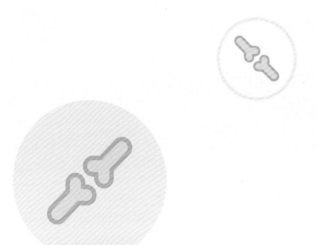

第十二章　腓肠肌内侧头撕裂（"网球腿"）

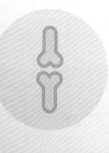

腓肠肌是小腿最表浅的肌肉，有 2 个头，即内侧头与外侧头，内侧头比外侧头大。腓肠肌内侧头和外侧头远端的腱膜与其深方的比目鱼肌腱膜汇合而形成跟腱[1]。腓肠肌的功能为足跖屈和屈膝关节。腓肠肌内部主要为 II 型肌纤维，该肌肉跨过 2 个关节，呈离心收缩，且位置表浅，因此腓肠肌的损伤最常发生在小腿[2]。腓肠肌内侧头的损伤在 1883 年首次被称为""网球腿""。在精英运动员中，腓肠肌内侧头是继股二头肌和股直肌之后的第三个最常见的易被拉伤肌肉。该病变在网球运动员中非常常见，亦可见于其他运动，如滑雪、跑步和跳跃。

该病的发病机制包括踝关节强力背屈和同时的伸膝动作，导致腓肠肌内侧头同时发生收缩与被牵拉（图 12.1）。患者一般表现为小腿中 1/3 局部疼痛、小腿肿胀和局部淤斑。体格检查的典型表现为小腿肿胀疼痛，内侧缘压痛。依据该临床表现常可以做出诊断，但影像学检查有助于除外引起小腿疼痛的其他病变（表 12.1）。

表 12.1　小腿疼痛的原因

深静脉血栓形成
浅静脉血栓性静脉炎
骨筋膜室综合征
腘窝囊肿破裂
跖肌肌腱断裂
"网球腿"

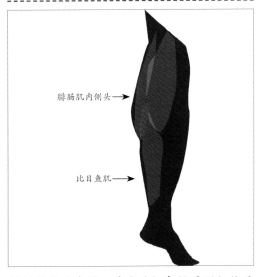

解剖结构示意图。病变（红色椭圆形）位于腓肠肌内侧头与比目鱼肌之间

图 12.1　"网球腿"

对于职业运动员，影像学检查也有助于评估其病变的严重程度。超声检查与MRI 检查可作为诊断腓肠肌内侧头拉伤的影像学手段。超声检查腓肠肌时，患者取俯卧位，足部与小腿垂直，放在检查床

远端之外，需在腓肠肌内侧头－比目鱼肌远端腱膜处进行长轴切面检查。该病的超声表现与病变的大小和病程有关。部分撕裂时，超声检查（图 12.2）于腱膜远段与腓肠肌内侧头远端肌腹之间可见等－无回声区域（出血性浸润）。撕裂较大时（部分撕裂累及肌肉的一半以上或完全撕裂），可见腓肠肌内侧头撕裂，其远侧可见无回声积液（图 12.3）。血肿机化是一个必然的过程，超声检查可以用来随访观察该过程的进展（表 12.2）。

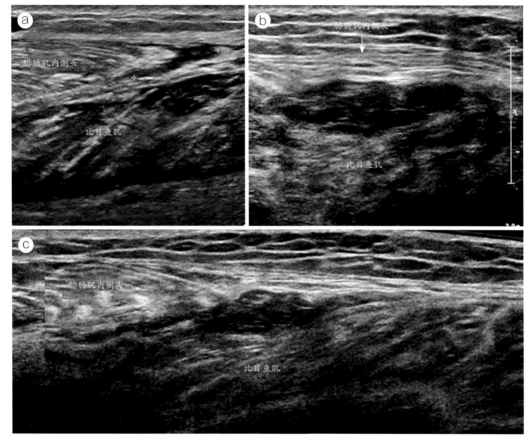

超声图像。a. 初始阶段：薄壁的血肿位于腓肠肌与腱膜之间；b. 中间阶段长轴切面；c. 中间阶段短轴切面：病变的壁增厚，其内液体量减少

图 12.2 "网球腿"（小撕裂）

表 12.2　血肿机化的过程

初始阶段	血肿壁较薄
中间阶段	血肿壁逐渐增厚，液体量逐渐减少
慢性病变	腓肠肌内侧头与比目鱼肌之间可见增厚的高回声纤维带

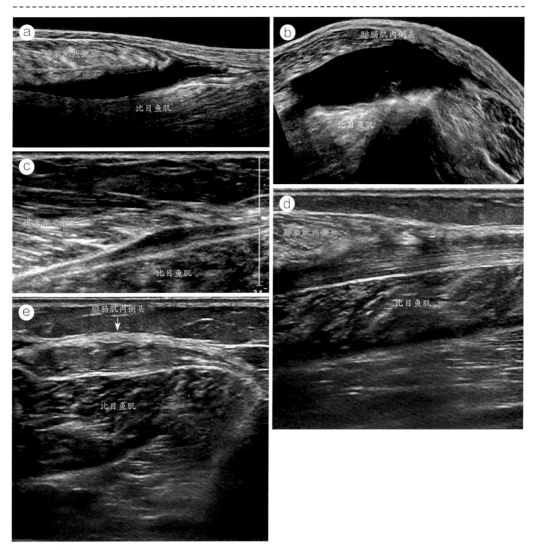

a. 初始阶段长轴切面；b. 初始阶段短轴切面：薄壁的血肿位于腓肠肌与腱膜之间，肌腹可见回缩；c. 中间阶段长轴切面：病变的壁增厚，其内液体量减少；d. 慢性病变长轴切面、e. 慢性病变短轴切面：腓肠肌内侧头与比目鱼肌之间可见增厚的高回声纤维带

图 12.3 "网球腿"（完全撕裂）

腓肠肌内侧头撕裂的治疗方法一般可以采用保守治疗。该病变的愈合过程较为缓慢，至少需要 3 周，但有时需要长达 16 周的时间来达到完全愈合[4]。尽管小腿最常见的损伤为腓肠肌内侧头撕裂，其他结构如腓肠肌外侧头、跖肌和比目鱼肌也可能成为肌肉疼痛的原因。不同于腓肠肌，比目鱼肌主要含有 I 型肌纤维（又称慢缩肌纤维），仅跨过一个关节，但在小腿疼痛的鉴别诊断中必须考虑到比目鱼肌的病变[3, 5, 6]。

对患者的指导意义

不同于腓肠肌，比目鱼肌主要含有 I 型肌纤维，仅跨过一个关节，因此其发生拉伤的概率非常小，但比目鱼肌的拉伤亦可能发生，所以，在小腿疼痛的鉴别诊断中必须考虑到比目鱼肌的病变。

要点

腓肠肌内部主要为 II 型肌纤维，该肌肉跨过 2 个关节，呈离心收缩，且位置表浅，因此腓肠肌是小腿最常发生损伤的肌肉。

参考文献

[1] GITTO S, DRAGHI A G, BORTOLOTTO C, et al. Sonography of the Achilles tendon after complete rupture repair: what the radiologist should know. J Ultrasound Med. 2016, 35（12）: 2529-2536.

[2] DRAGHI F, DRAGHI A G, GITTO S. Myotendinous strains of the vastus lateralis as a result of sport-related trauma. J Sports Med Phys Fitness. 2018, 58（6）: 947-949.

[3] FIELDS K B, RIGBY M D. Muscular calf injuries in runners. Curr Sports Med Rep. 2016, 15（5）: 320-324.

[4] TADROS A S, HUANG B K, PATHRIA M N. Muscle-tendon-enthesis unit. Semin Musculoskelet Radiol. 2018, 22（3）: 263-274.

[5] BRIGHT J M, FIELDS K B, DRAPER R. Ultrasound diagnosis of calf injuries. Sports Health. 2017, 9（4）: 352-355.

[6] WATERWORTH G, WEIN S, GORELIK A, et al. MRI assessment of calf injuries in Australian Football League players: findings that influence return to play. Skelet Radiol. 2017, 46（3）: 343-350.

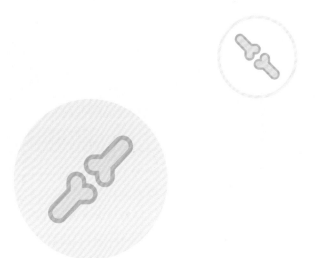

第十三章　踝关节扭伤

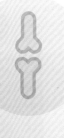

内容提要

外侧副韧带解剖	治疗方法
外侧副韧带病变	撕脱骨折
超声检查	距腓前韧带瘢痕形成

踝部急性运动损伤在运动损伤中占有相当大的比例，其中踝内翻损伤最为多见。跑步、身体快速扭转及旋转运动一直是踝关节损伤的危险因素，轻者可导致踝关节扭伤，重者可出现危及职业生涯的损伤。

踝外侧韧带包括 3 部分：距腓前韧带、跟腓韧带和距腓后韧带（图 13.1）。距腓前韧带自外踝的前缘延伸至距骨；跟腓韧带为一长的条索状结构，自外踝尖部延伸至跟骨外侧面上的一个结节上，腓骨长肌肌腱与腓骨短肌肌腱自韧带的浅侧跨过；距腓后韧带的前部纤维和后部纤维起自外踝的内侧面，后部纤维止于距骨后突的外侧结节，而前部纤维止于外踝关节面后方的距骨外侧面（图 13.1a ~ 图 13.1c）。

踝关节扭伤常发生于踝关节内翻动作时，最常累及踝外侧韧带，也会发生韧带止点处的撕脱骨折。其中，距腓前韧带最易发生损伤，其次为跟腓韧带（也可能 2 个韧

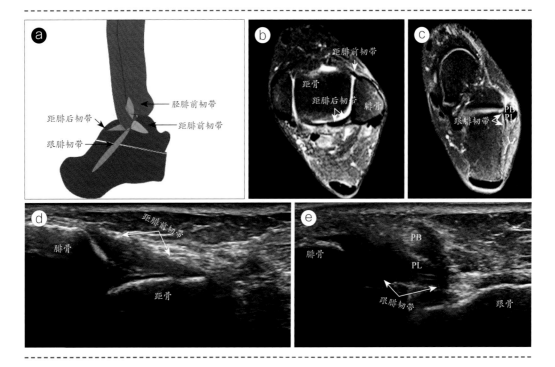

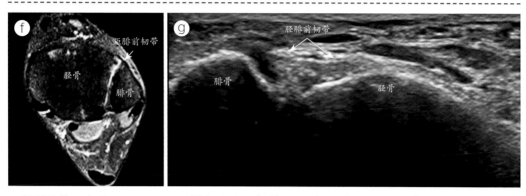

a.解剖结构示意图；b、c、f.MR 横断面脂肪抑制 PD 加权图像；d、e.超声图像；a、f、g.胫腓前韧带位于腓骨与胫骨远端之间，其作用为使下胫腓关节的前面得到加强；PB：腓骨短肌肌腱，PL：腓骨长肌肌腱

图 13.1　踝外侧韧带——距腓前韧带

带同时损伤，约占 20%）。单独的跟腓韧带损伤非常少见，但也可能发生。距腓后韧带及胫腓前韧带的损伤非常少见（图 13.1f，图 13.1g）。

踝关节外侧韧带损伤的治疗有赖于对病变的精准评估。外踝是检查踝外侧韧带的一个首要标志结构。通过长轴切面与短轴切面的超声检查，可以可靠地评估距腓前韧带与跟腓韧带的病变。超声检查可以很容易地鉴别距腓前韧带的部分撕裂与全层撕裂，但鉴别跟腓韧带的部分撕裂与全层撕裂则较为复杂。距腓前韧带部分撕裂时，韧带肿胀，内部可见局灶性或弥漫性低回声区，无关节液外溢（图 13.2）。距腓前韧带全层撕裂时，韧带可见低回声的缺损，提示血肿形成，并可见关节囊破裂，关节腔积液外溢至踝关节前外侧软组织内（图 13.3）。鉴别跟腓韧带是部分撕裂还是完全撕裂时，动态超声检查可能有助于诊断（图 13.4）。在踝关节过度背屈时，腓骨长、短肌腱可以被其深方的跟腓韧带向上抬起，但当跟腓韧带发生完全撕裂时，腓骨长、短肌腱则附着在跟骨上保持不动（图 13.4）。因此，在踝关节过度背屈时，如看不到腓骨长肌肌腱与腓骨短肌肌腱向上抬起，则可以鉴别跟腓韧带部分撕裂与完全撕裂。

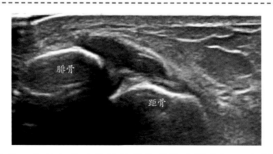

超声显示距腓前韧带增厚，内部失去正常的纤维状结构（箭头），踝关节腔内的积液没有穿透韧带

图 13.2　距腓前韧带部分撕裂

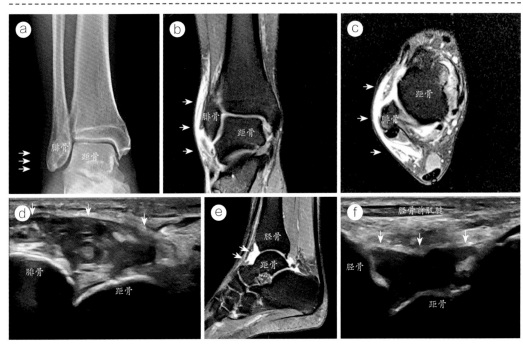

a.X 线示意图、b.MR 矢状面脂肪抑制 PD 加权图像、c.MR 横断面脂肪抑制 PD 加权图像、
d.超声显示韧带完全撕裂时，由于韧带缺失，使得关节腔内的积液外溢至皮下软组织（箭头）；
e.MR 冠状面脂肪抑制 PD 加权图像、f.超声显示关节腔积液

图 13.3　距腓前韧带完全撕裂

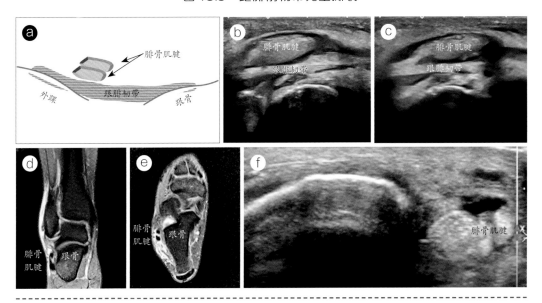

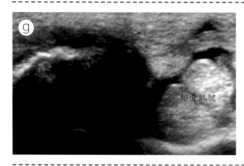

a.解剖结构示意图；b、c、f、g.超声图像；d.MR 矢状面脂肪抑制 PD 加权图像；e.MR 横断面脂肪抑制 PD 加权图像。跟腓韧带自外踝尖部延伸至跟骨外侧面，腓骨长、短肌腱自带浅侧跨过（图 a），韧带部分撕裂时，当踝过度背屈，腓骨肌腱被抬高而靠近探头（图 b，图 c），而在韧带完全撕裂（图 d，图 e）时，腓骨肌腱仍附着在跟骨上（图 f，图 g）

图 13.4　跟腓韧带撕裂

跟腓韧带的完全撕裂可能会导致踝关节腔与腓骨肌腱鞘相通。

踝关节扭伤时常发生腓骨远端的撕脱骨折，而撕脱骨折的存在则会增大再次扭伤的风险[1]。损伤韧带里有时会看到钙化灶，提示为骨的撕脱骨折片（图 13.5）。三角韧带和胫腓韧带的撕裂在所有踝关节损伤中所占的比例可达 10%，二者的发病机制相同，如踝关节外翻与旋前。

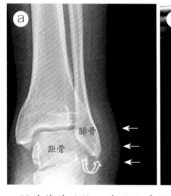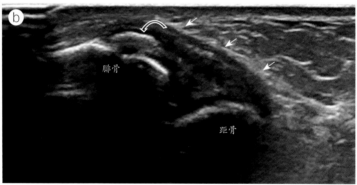

a.踝关节前后位 X 线显示外踝一个小的骨折片（弯箭头）及外踝周围软组织肿胀（箭头）；b.超声显示一小的骨碎片（弯箭头）及韧带增厚、回声减低（箭头）

图 13.5　距腓前韧带于外踝止点处的撕脱骨折

若超声检查评估急性踝关节扭伤未能做出明确诊断，接下来重要的诊断步骤为 MRI 检查。距腓前韧带增厚或不完全瘢痕形成可能会导致继发性滑膜炎和踝关节前外侧隐窝内纤维组织充填[2]。在外翻活动中，这种瘢痕组织会被卡压在关节间隙内，并与距骨外缘发生撞击，称为踝前外侧撞击征。因此，持续性踝外侧创伤后疼痛可以为韧带的"炎症性"增生性瘢痕所致。超声检查有时可显示韧带增厚、回声减低、病变周围低回声区，彩色多普勒超声可于韧带内和韧带周围见丰富的血流信号[3]（图 13.6）。

持续性踝外侧创伤后疼痛也可由其他很多疾病导致，需要与距腓前韧带增生性瘢痕组织相鉴别，如骨折、骨水肿、跗骨之间骨性连接和软骨性连接、创伤性肌腱病变等。通常情况下，骨折可以通过 X 线检查来进行诊断，前提是进行了 X 线检查，且其结果能被正确解释。然而，超声检查也可以发现踝部的骨折。跗骨间的骨性连接和软骨性连接的临床特征为反复的假性踝扭伤，伴有进展性的僵硬和扁平外翻足。通常需要X线进行诊断，但也可以用超声、CT 或 MRI 检查来进行诊断，其特征为：在跗骨的骨性连接中，缺乏关节线；在软骨性连接中，可见一狭窄的、不规则的关节线。对于骨水肿，X线与超声检查无阳性发现，只有 MRI 能够做出诊断[3]。创伤性肌腱病变、腱鞘炎、肌腱分层、断裂和不稳等病变容易与韧带病变相混淆。肌腱与韧带的损伤也可同时存在。

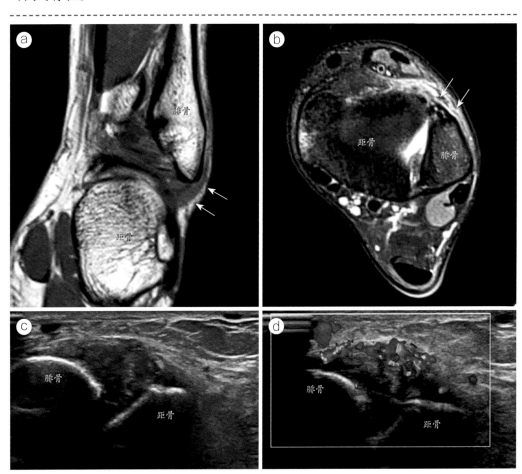

a、b.MRI 显示韧带增厚（箭头）；c.B 型超声显示低回声；d. 彩色多普勒超声显示血流信号增多

图 13.6　距腓前韧带慢性撕裂

对患者的指导意义

持续性踝外侧创伤后疼痛可以为距腓前韧带的"炎症性"增生性瘢痕所致。

要点

踝关节扭伤常发生于踝关节内翻动作时，其中距腓前韧带最易发生损伤，其次为跟腓韧带（也可能 2 个韧带同时损伤，约占 20%）。单独的跟腓韧带损伤非常少见，但也可能发生。距腓后韧带及胫腓前韧带的损伤非常少见。

参考文献

[1] YAMAGUCHI S，AKAGI R，KIMURA S，et al. Avulsion fracture of the distal fibula is associated with recurrent sprain after ankle sprain in children. Knee Surg Sports Traumatol Arthrosc. 2018. https://doi.org/10.1007/s00167−018−5055−7.

[2] STOPPA D，PAGANI C，CANEPARI E，et al. Lesioni croniche del legamento peroneo-astragalico-anteriore dopo distorsione：correlazione clinico-ecografica Ⅱ giornale italiano di. Radiol Med. 2017，4：15−17.

[3] SANGIOVANNI A，COLLI TIBALDI E，DRAGHI F. HIV-related osteonecrosis of the ankles and feet. EURORAD. 2016. https://doi.org/10.1594/EURORAD/ CASE.13228.

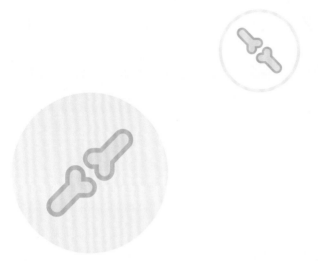

第十四章　踝关节周围肌腱病变

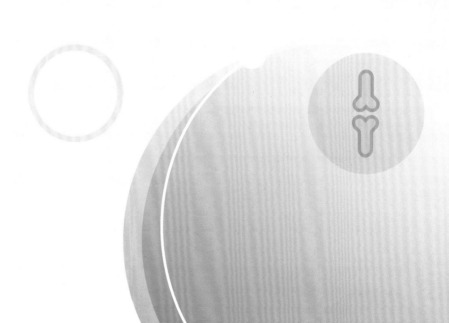

内容提要

踝部肌腱	跟腱完全断裂缝合术后超声检查
胫骨前肌腱	跟骨后滑囊与皮下滑囊
腓骨肌肌腱腱鞘内不稳	

踝部的肌腱可以分为 4 个区：前部、内侧、后部和外侧。前部的肌腱包括胫骨前肌腱、踇长伸肌腱、趾长伸肌腱，有时还可见第 3 腓骨肌肌腱。内侧肌腱包括胫骨后肌腱、趾长屈肌腱和踇长屈肌腱。后部的肌腱包括跟腱和跖肌肌腱。外侧的肌腱包括腓骨长肌肌腱和腓骨短肌肌腱，有时可见第 4 腓骨肌肌腱。

在很多体育活动中，踝部的肌腱需要发挥重要的功能，因而也容易出现很多类型的急性与慢性损伤，包括炎性病变（图 14.1，图 14.2）、劳损综合征、部分或完全撕裂（图 14.3）、撕脱骨折和不稳。超声检查可以有效地评估肌腱的完整性及肌腱手术缝合术后有无并发症。踝部肌腱损伤的超声表现与身体其他部分肌腱损伤的表现相同。MRI 检查因价格较高及不易实施可作为次选的影像学手段。

胫骨前肌腱止于第 1 跖骨底部和内侧楔骨。Musial 根据胫骨前肌腱止点的不同，将肌腱止点处分为 4 种不同的类型（表 14.1）[1]。在多数胫骨后肌腱远段肌腱病或者部分撕裂的患者，受累的仅是止于内侧楔骨的肌腱纤维束（图 14.4）。充分了解肌腱止点处不同的形态与位置有助于手术方案的制订。

表 14.1 胫骨前肌腱止点处的分型

I 型	肌腱的一半止于内侧楔骨，另一半止于第 1 跖骨
II 型	肌腱在内侧楔骨处止点较宽，在第 1 跖骨处止点较窄
III 型	肌腱的大部分止于内侧楔骨，而仅有一小束止于第 1 跖骨
IV 型	肌腱在第 1 跖骨止点处较宽，而在内侧楔骨止点处较窄

与胫骨前肌腱止点有关的一个主要滑囊是位于胫骨前肌腱与楔 – 跖关节、内侧楔骨之间。如滑囊发生炎症，滑囊积液可包绕部分胫骨前肌腱。

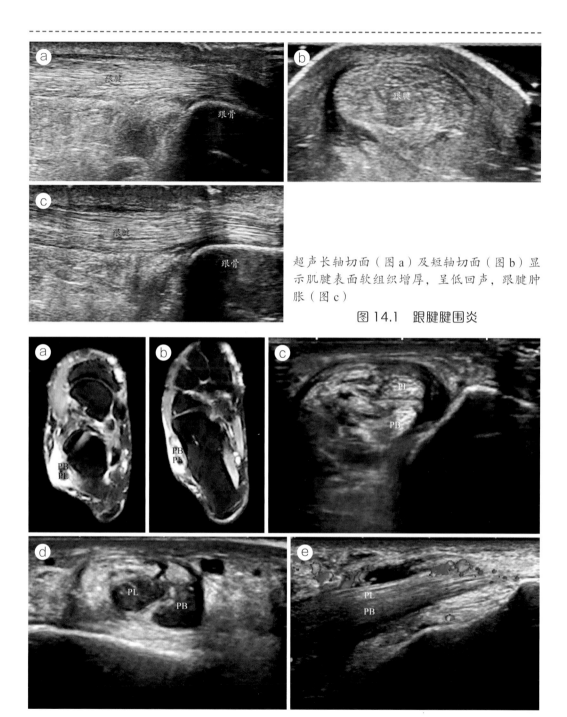

超声长轴切面（图a）及短轴切面（图b）显示肌腱表面软组织增厚，呈低回声，跟腱肿胀（图c）

图14.1　跟腱腱围炎

a、b.MR 横断面 PD 脂肪抑制成像显示腱鞘显著扩张，并可见不均匀的混杂滑囊积液及滑膜增厚；c、d.超声短轴切面显示腓骨肌腱被周围呈低回声－无回声扩张的腱鞘包绕；e.彩色多普勒超声长轴切面显示血流信号增多；PB：腓骨短肌肌腱，PL：腓骨长肌肌腱

图14.2　腓骨肌腱腱鞘炎

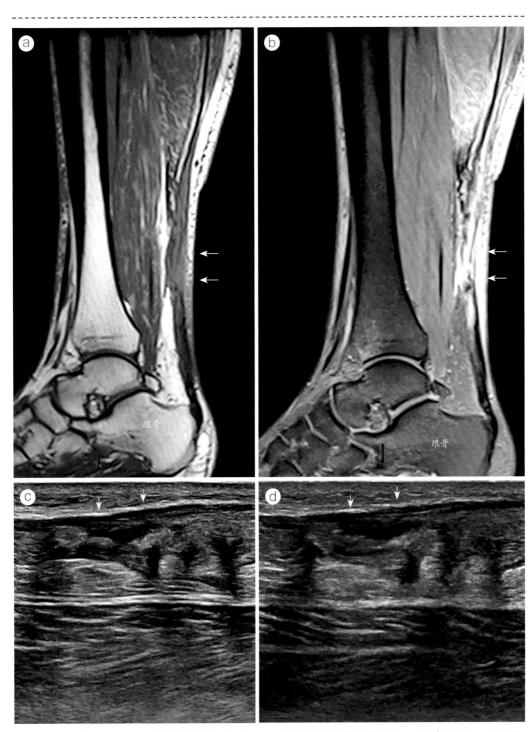

MR T$_1$（图 a）和 PD 脂肪抑制成像（图 b）显示跟腱完全断裂（箭头）；超声（图 c，图 d）显示跟腱纤维不连续（箭头），并可见近侧断端和远侧断端回缩，并被低回声积液包绕

图 14.3 跟腱完全断裂

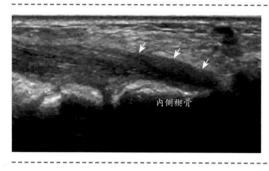

超声显示胫骨前肌腱于内侧楔骨止点处呈低回声（箭头）

图 14.4　胫骨前肌肌腱病

腓骨肌腱不稳在 1803 年首次被 Monteggia 报道，发生于芭蕾舞蹈演员，尽管该病也可见于滑雪运动员或从事足球、篮球或者英式橄榄球的运动员。复发性腓骨肌腱不稳是指腓骨肌腱在外踝水平的异常位置。具体来说，踝关节休息体位时，肌腱的位置正常，但在踝关节活动或肌肉收缩时，肌腱可发生脱位或半脱位[2]。复发性腓骨肌腱脱位有 2 种类型需要鉴别。最常见的一种腓骨肌腱不稳，亦称为腓骨前脱位 – 半脱位，与腓骨肌上支持带的损伤有关，可以为一根或 2 根肌腱向前脱位至外踝前方。与前一种类型不同，腓骨肌腱腱鞘内不稳（图 14.5）为一种疼痛性外踝弹响病变，为腓骨肌腱于外踝后方发生的短暂性半脱位而无腓骨肌上支持带的损伤或既往明确的外伤史。

A 型腱鞘内不稳，腓骨长肌肌腱与腓骨短肌肌腱连续性完整，2 个肌腱的位置于腱鞘内发生互相转换（图 14.6）；B 型腱鞘内不稳，腓骨短肌肌腱发生纵行撕裂，导致腓骨长肌肌腱于撕裂处嵌入（图 14.7）。此 2 种类型易被临床查体所漏诊，因为腓骨肌腱未脱位至外踝上方。

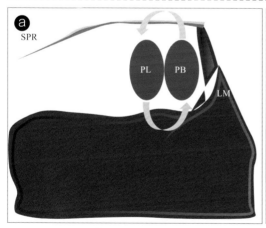
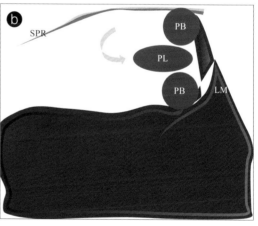

解剖结构示意图。a.A 型腓骨肌腱腱鞘内不稳，腓骨长肌肌腱与短肌肌腱发生旋转而颠倒其前后位置；b.B 型腓骨肌腱腱鞘内不稳，腓骨长肌肌腱自腓骨短肌肌腱的纵行撕裂处嵌入而发生半脱位；SPR：腓骨肌上支持带，PL：腓骨长肌肌腱，PB：腓骨短肌肌腱，LM：外踝

图 14.5　腓骨肌腱腱鞘内不稳

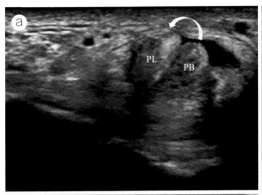

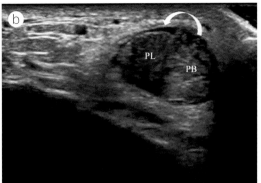

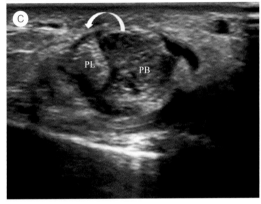

超声横切面显示腓骨肌腱旋转继而颠倒它们的前后位置（弯箭头）；PL：腓骨长肌肌腱，PB：腓骨短肌肌腱

图 14.6　腓骨肌腱腱鞘内不稳（A 型）

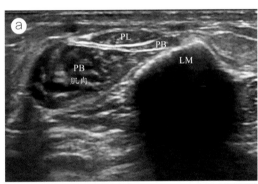

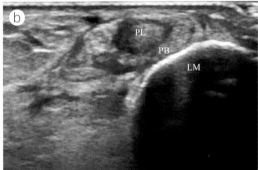

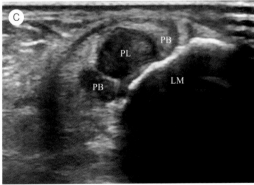

超声横切面显示腓骨长肌肌腱在踝后骨沟水平自腓骨短肌肌腱的纵行撕裂处嵌入而发生半脱位；PB：腓骨短肌肌腱，PL：腓骨长肌肌腱，LM：外踝

图 14.7　腓骨肌腱腱鞘内不稳（B 型）

临床上，患者可能会在腓骨肌收缩时出现外踝部位的疼痛或短暂的敲击感或弹响。当主动背屈 – 外翻踝关节时，患者有时会听到咔哒声，但在临床查体时常不能很明显地看到腓骨肌腱越过外踝向前脱位。

动态超声检查可用于评估发生于外踝后方的腓骨肌腱半脱位。超声检查腓骨肌腱时，患者可仰卧在检查床上或检查桌上，膝关节屈曲。因外踝表面凹凸不平，所以超声检查时需涂较多耦合剂。检查时探头横切面放置，垂直于肌腱的长轴，来分别检查腓骨长肌肌腱与腓骨短肌肌腱。正常的腓骨长肌肌腱与腓骨短肌肌腱显示为纤维带状结构，其内的胶原纤维束呈高回声，而背景为低回声的基质。腓骨肌腱的滑膜鞘只有在其内有积液时超声才能显示。

动态超声检查对于评估腓骨肌腱于腱鞘内的半脱位非常重要。超声检查腓骨肌腱时，探头横切放置在踝后面的骨沟处，踝关节进行抗阻力背屈和外翻动作，注意要避免探头局部过度加压。A 型腱鞘内不稳，腓骨长肌肌腱与腓骨短肌肌腱连续性完整，于踝后部骨沟水平，2 个肌腱的位置于腱鞘内发生互相转换（图 14.6）。具体来说，腓骨长肌肌腱转至腓骨短肌肌腱的深方和内侧。B 型腱鞘内不稳（图 14.7），腓骨短肌肌腱发生纵行撕裂，导致腓骨长肌肌腱于腓骨短肌肌腱撕裂处嵌入而位于腓骨短肌肌腱的深方。此 2 种腓骨肌腱半脱位通常发生在踝关节主动背屈或外翻时。目前认为，腓骨短肌肌腱于踝后部腓骨肌腱沟内的解剖学位置即位于腓骨后部与腓骨长肌肌腱之间，使其容易受到挤压和纵向撕裂。目前，关于导致腓骨肌腱于腱鞘内发生不稳的危险因素被认为有以下几种：踝后部腓骨肌腱骨沟呈凸面或者平坦、腓骨短肌的肌腹位置较低，以及副肌（第 4 腓骨肌）的存在[3]。这些因素均可导致上部腓骨肌腱骨沟内的拥挤状态，因此，有可能导致压力增加继而使腓骨肌腱出现病变。

使跟腱发生完全断裂的主要危险因素包括：男性、从事涉及加速和跳跃的娱乐性体育活动[4]。跟腱完全断裂常常是由于踝关节突然且强力的动作所致。诊断有赖于患者的病史和体格检查。超声检查可用来确定跟腱损伤的部位。

对于跟腱完全断裂可以采用各种不同的手术或非手术治疗方法。跟腱完全断裂缝合术后的评估可以结合临床和影像学资料进行综合评估。最常用的影像学手段为超声检查（图 14.8 ~ 图 14.14），而 MRI 则一般用于较为复杂的病例和当临床结果与超声检查结果不一致时[4]。超声检查的研究结果显示，非手术治疗与手术治疗的效果无明显差异。评估的参数包括跟腱的形态、结构（表 14.2）、彩色多普勒超声血流状况（表 14.3）和肌腱移动性（表 14.4）。然而，修补术后的肌腱一般很难恢复到正常肌腱的超声表现，手术者必须注意鉴别跟腱是正常的术后改变还是存在真正的病变。

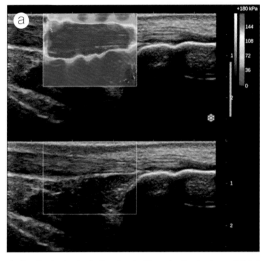
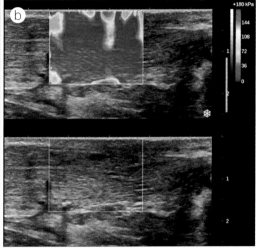

与损伤前跟腱（图 a）比较，超声显示肌腱增大、增宽，失去正常的纤维状结构与回声均匀的表现（图 b）。弹性超声显示肌腱变硬（红色表示较硬，蓝色表示较软）

图 14.8　跟腱修补术后正常表现

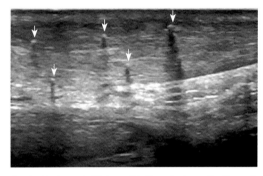

超声显示肌腱增大、增宽，内部可见强回声缝线（箭头）与钙化

图 14.9　跟腱修补术后正常表现

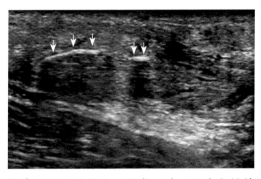

超声显示肌腱增大、增宽，并可见手术材料（箭头）

图 14.10　跟腱修补术后正常表现

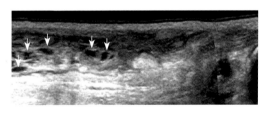

超声全景显示肌腱增大、增宽，失去正常的纤维状表现，并可见大量积液（箭头）

图 14.11　跟腱修补术后

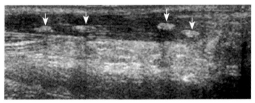

超声全景显示肌腱增大、增宽，失去正常的纤维状表现，并可见多个较大钙化灶（箭头）

图 14.12　跟腱修补术后

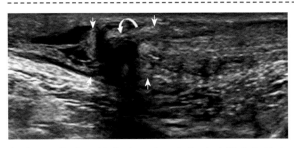

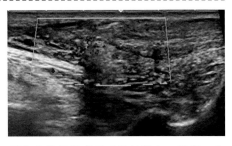

超声显示较大、较宽的肌腱 2 个断端（箭头）被血肿分开（弯箭头）

图 14.13　非手术治疗后跟腱再次完全断裂

彩色多普勒超声显示肌腱增大、增宽，失去正常纤维状表现，可见较丰富血流信号

图 14.14　跟腱缝合术后

表 14.2　跟腱完全断裂缝合术后：B 型超声检查评估

术后肌腱正常表现	术后肌腱病变
跟腱失去纤维状结构、不均匀 （特别是术后第 1 个月时）	积液的范围超过跟腱面积的 50%
在术后 6 个月内缝线周围可见小的低回声区	
肌腱内可见手术材料	广泛的腱体内钙化

表 14.3　跟腱完全断裂缝合术后：彩色多普勒超声检查评估

术后即刻或非手术治疗期间	彩色多普勒超声未见血流信号
修补术后 1 个月	腱体内出现血流信号
修补术后 2~3 个月	腱体内出现丰富血流信号
修补术后 3~6 个月	腱体内血流状况稳定，继而血流消退
修补术后 > 6 个月	持续性高血流状态提示病理性瘢痕形成

表 14.4　跟腱完全断裂缝合术后：评估肌腱移动性

术后数月内	跟腱的移动性生理性减小
术后 6 个月后	总体上跟腱的移动性减小

　　跟腱后皮下滑囊位于跟腱与皮下组织之间（图 14.15 ～图 14.17），而跟骨后滑囊则位于跟腱与跟骨的后上部之间（图 14.17）。滑囊的作用就是减少跟腱运动时所产生的摩擦[5]。跟骨后滑囊炎为一临床常见病变，特别是在职业运动员中，可导致其跟部局部疼痛、压痛和肿胀。超声检查目前已被全世界公认为是一种有效、快速且无创地评估跟骨后滑囊和跟腱后皮下滑囊的影像学手段。跟腱后皮下滑囊在健康者超声检查时难以显示，因此，当超声检查时发现滑囊增大或者仅仅是可以显示出滑囊，均提示滑囊炎的存在。相反，健康者的跟骨后滑囊有时可见少量滑液存在，滑囊内积液一般在超声上均为无回声。超声上可显示不同病变的典型声像图表现（图 14.18）。

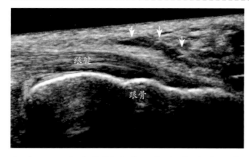

超声显示跟腱浅侧的皮下组织内液体积聚（箭头）

图 14.15　跟腱后皮下滑囊炎

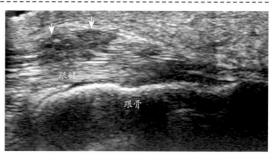

超声显示跟腱浅侧的皮下组织回声减低（箭头）

图 14.16　慢性跟腱后皮下滑囊炎

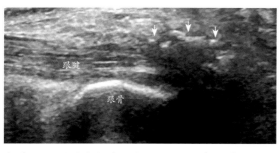

超声显示跟腱浅侧皮下组织呈低回声，并可见钙化（箭头）

图 14.17　慢性跟腱后皮下滑囊炎

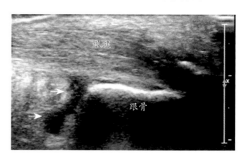

超声长轴切面显示增厚的跟腱远端深方可见跟骨后滑囊扩张，呈低回声（箭头）

图 14.18　跟骨后滑囊炎

对患者的指导意义

Musial 根据胫骨前肌腱止点的不同，将肌腱止点处分为 4 种不同类型。充分了解肌腱止点处不同的形态与位置有助于手术方案的制订。

要点

· 超声检查可以用来诊断踝部肌腱的病变。
· 动态超声检查可用于评估肌腱不稳。

参考文献

[1] WILLEGGER M，SEYIDOVA N，SCHUH R，et al. Anatomical footprint of the tibialis anterior tendon：surgical implications for foot and ankle reconstructions. Biomed Res Int. 2017，2017：9542125.

[2] DRAGHI F，BORTOLOTTO C，DRAGHI A G，et al. Intrasheath instability of the peroneal tendons：dynamic ultrasound imaging. J Ultrasound Med.2018，37（12）：2753–2758. https://doi.org/10.1002/jum.14633.

[3] OPDAM K T，VAN DIJK P A，STUFKENS S A，et al. The peroneus quartus muscle in a locking phenomenon of the ankle：a case report. J Foot Ankle Surg. 2017，56：108–111.

[4] GITTO S，DRAGHI A G，BORTOLOTTO C，et al. Sonography of the Achilles tendon after complete rupture repair：what the radiologist should know. J Ultrasound Med. 2016，35（12）：2529–2536.

[5] PĘKALA P A，HENRY B M，PĘKALA J R，et al. The Achilles tendon and the retro-calcaneal bursa：an anatomical and radiological study. Bone Joint Res. 2017，6（7）：446–451.

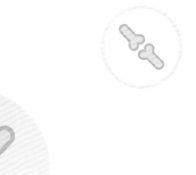

第十五章　足底筋膜病变

内容提要

足底筋膜解剖	Ledderhose 病
足底筋膜炎	足底筋膜特殊病变
足底筋膜部分撕裂和完全撕裂	

　　足底筋膜病变在成年人中较为常见[1]，可导致疼痛和功能受限，有时会降低患者从事竞技类活动的能力。足底筋膜（或称为足底腱膜）包含 3 束，分别为中央束、外侧束和内侧束，内含强壮的结缔组织，有助于维持足底纵弓。研究显示，足底筋膜平均最大厚度在中央束为 4.0 mm、外侧束为 2.3 mm、内侧束为 0.6 mm。

　　足底筋膜炎（图 15.1，图 15.2）为足底筋膜最常见的病变，尽管该病称为足底筋膜炎，但其本质为退行性改变，而不是炎性病变，与劳损（长时间的行走、跑步或站立）所致的微小撕裂有关。最常累及的部位为中央束的近侧 1/3 段[2]。足底筋膜炎的超声特征包括失去纤维状结构、厚度＞ 4 mm、筋膜周围积液、钙化和由新生血管增多所致的丰富血流信号，增多的血流信号可能为患者疼痛的原因。

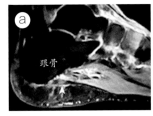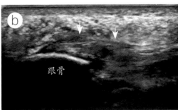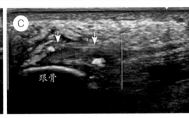

a.MR PD 脂肪抑制成像显示足底筋膜在其跟骨附着处增厚，内部可见等信号 – 高信号区（箭头）；b. 超声显示足底筋膜增厚呈低回声（箭头），失去纤维状结构；c. 彩色多普勒超声显示血流信号增多（箭头）

图 15.1　足底筋膜炎

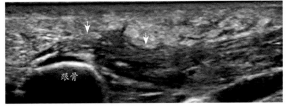

超声显示足底筋膜（箭头）失去纤维状结构，回声减低，并可见钙化灶

图 15.2　足底筋膜炎

足底筋膜的部分或完全撕裂（图 15.3）较为少见。创伤性足底筋膜撕裂常与竞技运动中足部强力的跖屈有关，最常见于跑步运动员和跳跃运动员，其部位多见于足底筋膜于跟骨止点处的远侧[3]。在既往有足底筋膜炎病史和局部应用皮质激素注射的患者，足底筋膜于其跟骨附着处可能会发生自发性断裂（表 15.1）[4]。临床表现包括急性疼痛，常伴有断裂声和局部肿胀。足底筋膜断裂的超声表现包括：足底筋膜连续性部分或完全中断、筋膜断裂处由于局部出血而表现为局部低回声区[1]。

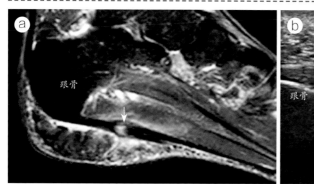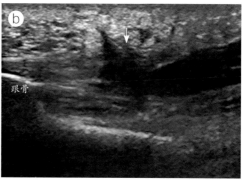

a.MR PD 脂肪抑制矢状切面成像显示足底筋膜全层断裂（箭头）；b. 超声显示足底筋膜完全断裂（箭头），断裂部位呈低回声（出血）

图 15.3　足底筋膜远段断裂

表 15.1　足底筋膜断裂

创伤性断裂	最常见于竞技性运动员，断裂处位于足底筋膜于跟骨止点处的远侧
自发性断裂	最常见于既往有足底筋膜炎病史和局部应用皮质激素注射的患者，断裂处位于足底筋膜于跟骨附着处

足底筋膜纤维瘤病（或称为 Ledderhose 病）为足底筋膜成纤维细胞良性结节样增生病变（图 15.4）。临床上，足底筋膜纤维瘤表现为较硬的增厚组织或单发结节，一般位于足底的内侧，偶尔会有疼痛感。足底筋膜纤维瘤病或 Ledderhose 病的超声表现包括：位于足底筋膜的单发、少数情况可多发、等 – 低回声、边界清晰的结节状增厚，无钙化或积液。彩色多普勒超声显示病灶内一般无血流信号。

当诊断足底筋膜这些常见病变时，应注意要与足底筋膜的一些特殊病变相鉴别，如黄色瘤、糖尿病性筋膜病变、异物反应和足底感染。

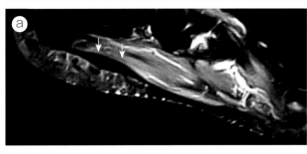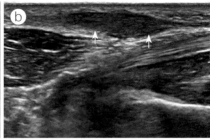

a.MRI 显示足底筋膜远段梭形增厚（箭头）并呈低信号；b.超声显示一边界清晰的低回声结节（箭头）

图 15.4　Ledderhose 病

对患者的指导意义

跟骨足底部位的骨刺，亦称为跟骨末端骨赘，已被广泛研究，认为可能是足底筋膜炎的发病原因之一，但该征象并不特异，也可以见于无症状者。

要点

· 足底筋膜炎为足底筋膜最常见的病变，尽管该病称为足底筋膜炎，但其本质为退行性改变，而不是炎性病变。
· 足底筋膜的部分或完全断裂并不常见。

参考文献

[1] DRAGHI F, GITTO S, BORTOLOTTO C, et al. Imaging of plantar fascia disorders：findings on plain radiography, ultrasound and magnetic resonance imaging. Insights Imaging. 2017，8（1）：69-78.

[2] VAN LEEUWEN K D, ROGERS J, WINZENBERG T, et al. Higher body mass index is asso-ciated with plantar fasciopathy/'plantar fasciitis'：systematic review and meta-analysis of various clinical and imaging risk factors. Br J Sports Med. 2016，50（16）：972-981.

[3] PASCOE S C, MAZZOLA T J. Acute medial plantar fascia tear. J Orthop Sports Phys Ther. 2016，46（6）：495.

[4] GITTO S, DRAGHI F. Spontaneous distal rupture of the plantar fascia. J Clin Ultrasound. 2018，46（6）：419-420.

索 引